Hanni Reichenvater

Hausmittel und Heilkräuter im Jahreslauf

Leopold Stocker Verlag
Graz – Stuttgart

Umschlaggestaltung: Atelier Geyer, Graz
Umschlagfoto: Atelier Geyer, Graz
Fotos im Textteil: Hanni Reichenvater, Walter Gaigg
Graphiken im Textteil: Martina Schmitt, Wien

Der Inhalt dieses Buches wurde vom Autor und Verlag nach bestem Wissen (und Gewissen) überprüft; eine Garantie dafür kann jedoch nicht übernommen werden. Die juristische Haftung ist daher ausgeschlossen.

Hinweis:
Dieses Buch wurde auf chlorfrei gebleichtem, unter den Richtlinien von ISO 9001 hergestelltem Papier gedruckt.
Die zum Schutz vor Verschmutzung verwendete Einschweißfolie ist aus Polyethylen chlor- und schwefelfrei hergestellt. Diese umweltfreundliche Folie verhält sich grundwasserneutral, ist voll recyclingfähig und verbrennt in Müllverbrennungsanlagen völlig ungiftig.

ISBN 3-7020-0787-3
Alle Rechte der Verbreitung, auch durch Film, Funk und Fernsehen, fotomechanische Wiedergabe, Tonträger jeder Art, auszugsweisen Nachdruck oder Einspeicherung und Rückgewinnung in elektronischen Datenverarbeitungsanlagen aller Art, sind vorbehalten.
© Copyright by Leopold Stocker Verlag, Graz 1998
Printed in Austria
Gesamtherstellung: Druckerei Theiss GmbH, A-9400 Wolfsberg

INHALT

VORWORT 5
   DAS SAMMELN VON HEILKRÄUTERN 7
      Weshalb selber sammeln? 7
      Wann soll gesammelt werden? 7
   DAS TROCKNEN VON HEILKRÄUTERN 8
   DAS AUFBEWAHREN VON HEILKRÄUTERN 10
   DIE VERWENDUNG VON HEILKRÄUTERN 10
   DAS ANSETZEN VON KRÄUTERN UND WURZELN
   IN ÖL BZW. ALKOHOL 12
   ZEICHENERKLÄRUNG 12
HEILKRÄUTER IM JAHRESLAUF 13
      Brunnenkresse 13
      Huflattich 14
      Gundelrebe 15
      Bärlauch 17
      Brennessel 18
      Löwenzahn 20
      Heilkräuter im eigenen Hausgarten 22
      Birke 26
      Weißdorn 27
      Der Sonnwendbusch'n 29
      Fichte 31
      Heidelbeere 33
      Himbeere 35
      Brombeere 36
      Holunder 38
      Weiße Taubnessel 40
      Ehrenpreis 41
      Spitzwegerich 43
      Schöllkraut 46
      Linde 47
      Echter Steinklee 50
      Walnußbaum 51
      Johanniskraut 53
      Arnika 55
      Ringelblume 57
      Frauenmantel 59

Hirtentäschel	61
Thymian	63
Schafgarbe	65
Salbei	67
Kleinblütiges Weidenröschen	70
Augentrost	71
Malve / Käsepappel	72
Kamille	74
Pfefferminze	75
Zitronenmelisse	77
Bärlapp	78
Zinnkraut / Ackerschachtelhalm	79
Adlerfarn / Wurmfarn	81
Beinwell	82
Bibernelle	83
Baldrian	85
Lavendel	87
Heckenrose	88
Mistel	90
GESUNDES AUS GARTEN UND KÜCHE	**92**
Dille	95
Kren (Meerrettich)	97
Kohl	99
Weißkraut	100
Karotte (Gelbe Rübe)	102
Rote Rübe (Rote Bete)	103
Knollensellerie	105
Zwiebel	106
Knoblauch	108
Apfel	109
Zwetschke	112
Fenchel	114
Steirische Kürbiskerne	115
Wacholder	116
Heublumen	118
Schafwolle	120
Bienenhonig	121
Milch	122
Wasser	124
ANWENDUNGS- UND WIRKUNGSÜBERSICHT	**126**

VORWORT

Das Ausseerland ist ein sehr bekanntes Fremdenverkehrsgebiet. Gerade deswegen begann in meinem Leben ein Abschnitt, welcher für mich sehr lehrreich und erfreulich verlief. Von Kindesbeinen an war ich in Feld, Wald und auf dem Berg unterwegs. Unzählige Wege und Steige sind mir dadurch vertraut. Alles, was da wächst und blüht, Kultur und Brauchtum, Erzählungen alter Leute von früher – das alles waren für mich schon immer interessante Themen.

So habe ich dann mit diesem Wissen viele Jahre hindurch Gästen meine Heimat auf besondere Weise nahegebracht und für Verständnis und Interesse gesorgt. Ein Urlaub besteht sicher nicht nur aus gutem Essen, Trinken und möglichst viel „Erleben". Gerade jetzt, um die Jahrtausendwende, besinnen sich doch viele Menschen wieder darauf, dem gewaltigen Zugzwang, sei es beruflich oder privat, etwas entgegenzusetzen. Auf Anhieb wird es wohl auch ein wenig schwierig sein, den Streß abzulegen und die Natur zu erleben.

Am frühen Morgen – egal, bei welchem Wetter – ein Gang um den See. Alle Geräusche bewußt aufnehmen oder die Stille wirken lassen. Unscheinbare Blüten und Gräser betrachten, ja sich einfach an den kleinen Dingen erfreuen. Das braucht sicher etwas Übung, aber Sie werden staunen, wieviel Kraft Sie aus solchen Beobachtungen schöpfen können.

Durch Gespräche mit Gästen aus aller Welt ist auch mir erst so richtig bewußt geworden, welche Schätze die Natur in unserer Heimat noch für uns bereithält. Und wieviel in anderen Gebieten schon verlorengegangen ist. Hier, im Ausseerland, erfreuen allein 23 Arten wildwachsender Orchideen das Auge des Kenners. Im Frühling blühen Krokusse in Lila und Weiß, Frühlingsknotenblumen und Narzissen. Und das flächenweise! Prachtvoll bunt präsentieren sich dann die Frühsommerwiesen. Die Fülle der Alpenblumen auf den Bergen von Juni bis Anfang August ist wohl eine sehr schöne Belohnung für den manchmal etwas mühevollen Aufstieg. Was kann man da nur alles mit ein wenig Aufmerksamkeit erleben! Und in all dieser Pflanzenwelt steckt nicht nur Schönheit, sondern oft auch Gesundheit. Gerade das ist es, worauf viele Leute wieder ihre Aufmerksamkeit lenken. Es ist wirklich etwas Besonderes, wenn man durch die Wiesen geht und dabei vielen heilkräftigen Pflanzen „begegnet". Das Wissen, wie man mit diesen Heilkräutern umgeht, ist wertvolle, überlieferte Volkskultur.

All das Nützliche und Gesunde aus der Natur kann gewiß keinen Arzt ersetzen. Aber in Eigenverantwortung vorbeugen und vor allem rechtzeitig die Signale unseres Körpers beachten – das kann schon ein guter Schritt zur hilfreichen Volksmedizin sein.

Hanni Reichenvater

Ehe ich Sie mit etlichen Helfern in der Volksmedizin bekanntmachen möchte und Sie auch ermuntern werde, selbst Ihre Heilkräuter zu sammeln, nachstehend einige Grundbegriffe und Betrachtungen aus meiner Sicht:

DAS SAMMELN VON HEILKRÄUTERN

Weshalb selber sammeln?

Sammeln ist wohl ein menschlicher Urinstinkt, und in unserer hektischen Zeit scheint es sinnvoll, wieder mehr zu den Wurzeln unseres Seins zurückzukehren.
Ich gehe nicht Kräuter sammeln, sondern unternehme einen Ausflug in die Natur. Haushaltsschere und etliche Stofftaschen habe ich immer im Rucksack. Und komme ich dann in möglichst naturbelassenes Gebiet, ohne Verkehr und sonstige sichtbare Belastung, halte ich Ausschau nach Heilkräutern. Diese wachsen üblicherweise nicht in einzelnen Exemplaren, sondern fast immer in solchen Mengen, daß man in kurzer Zeit zum Beispiel einen großen Strauß Schafgarbe geschnitten hat. Und das reicht bereits meist für einen Familienvorrat.

Wann soll gesammelt werden?

Von unseren Vorvätern ist der Spruch überliefert: *„Bis zum großen Frauentag, also Maria Himmelfahrt, am 15. August, sollten die Vorräte an Heilkräutern geerntet sein."*
Das stimmt auch mit der Vegetationszeit im Jahreskreis überein. Mai, Juni und Juli bringen eben die Fülle der Blumen und Gräser, und daraus können wir mit Bedacht wählen.
Wenn möglich, sollte alles, was über dem Erdboden wächst, in der zunehmenden Mondphase gesammelt werden; was unterhalb ist, in der abnehmenden.
Die günstigste Zeit, um Heilkräuter zu ernten, ist wohl an einem sonnigen Tag um Mittag bzw. der frühe Nachmittag. Erstens ist dann die Feuchtigkeit der Nacht völlig aufgetrocknet, und zweitens steigen die Säfte der Pflanze voll in Blüten und Blätter.
Huflattich, Spitzwegerich, Frauenmantel etc., also die weichen Blüten und Blätter, werden gepflückt; Schafgarbe, Johanniskraut, Hirtentäschel etc. – die

Stengelgewächse – werden besser mit der Schere geschnitten. So werden die Wurzeln geschont, welche man manchmal leicht aus dem Boden reißt, und man hat dann einen gleichmäßigen Strauß von Heilpflanzen.

Jede gesammelte Sorte kommt in eine der Stofftaschen, und es ist durchaus möglich, daß Sie von einem Ausflug einige Sorten nach Hause bringen.

Nun aber eine große Bitte an Sie: Sammeln Sie nur, soviel Sie meinen, von einer Vegetationsperiode zur anderen zu verbrauchen! Es ist nicht zielführend, einen Heilkräutervorrat für Jahre anzulegen und große Mengen zu ernten. Die Kraft der Kräuter hält gewiß ein Jahr, dann jedoch nehmen die Wirkstoffe sehr rasch ab!

Wenn ich in meinen Ausführungen schreibe, daß Sie gewisse Pflanzen frisch verwenden können, so meine ich damit: Sammeln Sie den Tagesbedarf, sobald die Pflanzen vom Tau nicht mehr feucht sind, und verbrauchen Sie diese noch am selben Tag!

Sollten Sie der Meinung sein, daß die frisch zu verwendenden Pflanzen gewaschen werden müssen, tun Sie es! Zum Trocknen bestimmte Pflanzen werden allerdings nicht gewaschen. Deswegen ist auch der Standort unserer Heilkräuter sehr wichtig. Diesen suche ich mir daher auch nicht in Straßen- und Siedlungsnähe aus! Wurzeln werden freilich gewaschen und gebürstet!

Wenn ich nun eine größere Menge Heilkräuter zum Trocknen nach Hause bringe – wie mache ich das am besten?

DAS TROCKNEN VON HEILKRÄUTERN

Der beste Ort zum Trocknen unserer Kräuter ist der Dachboden, da er luftig, warm, vor direktem Lichteinfall und vor Sonne geschützt ist. Heilkräuter bitte nie in der Sonne trocknen! Bedecken Sie den Boden mit einem großen Tuch (Leintücher eignen sich sehr gut). Dann legen Sie ganz dünn Ihre mitgebrachten Schätze auf, immer jedoch Sorte für Sorte. Zum Beispiel Blüten der Ringelblume, Blätter des Frauenmantels, Wipferln (Fichtentriebe), Stengelgewächse (Johanniskraut, Schafgarbe), geschnittene Wurzeln etc. Bitte außer den Wurzeln nichts zerkleinern!

Nach einem Tag wenden Sie alle aufgelegten Kräuter vorsichtig, damit die Unterseite nach oben kommt. Nach einigen Tagen müßten die Kräuter trocken sein. Als Probe gilt, wenn sich die Blüten und Blätter unter Rascheln leicht zwischen den Fingern brechen lassen. Stengelpflanzen, wie Schafgarbe, Weidenröschen usw., brauchen logischerweise etwas länger.

Freilich kommt es sehr auf die herrschende Temperatur an. Bei Sonnenschein erreicht der Dachboden sicher spielend die Idealtemperatur von ca. 35° C. Gibt

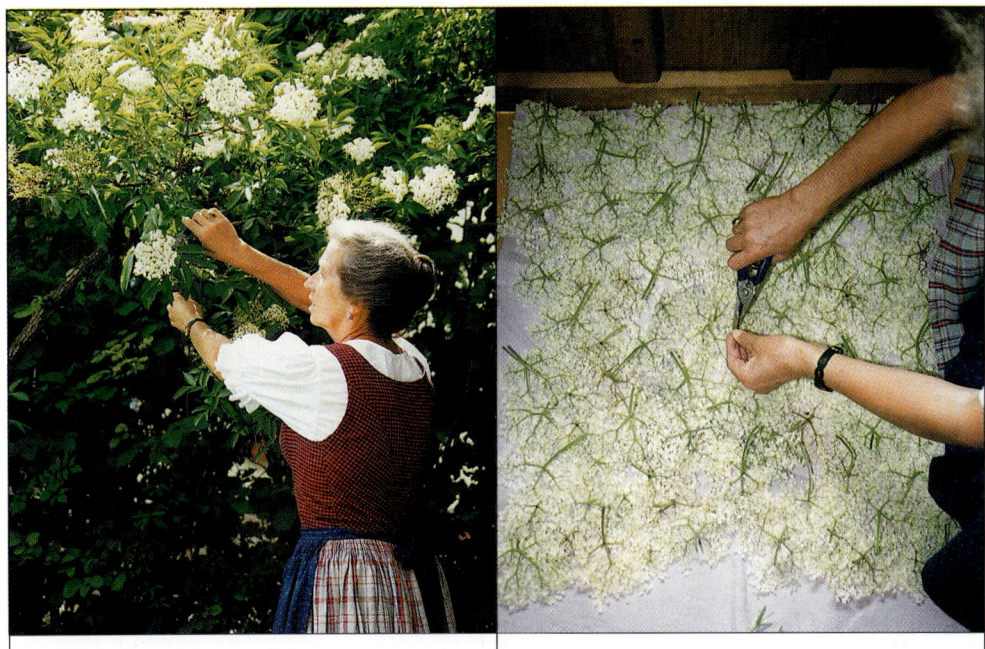

Die Blütendolden des Holunders werden geerntet …   *… von den dickeren Stengelteilen befreit …*

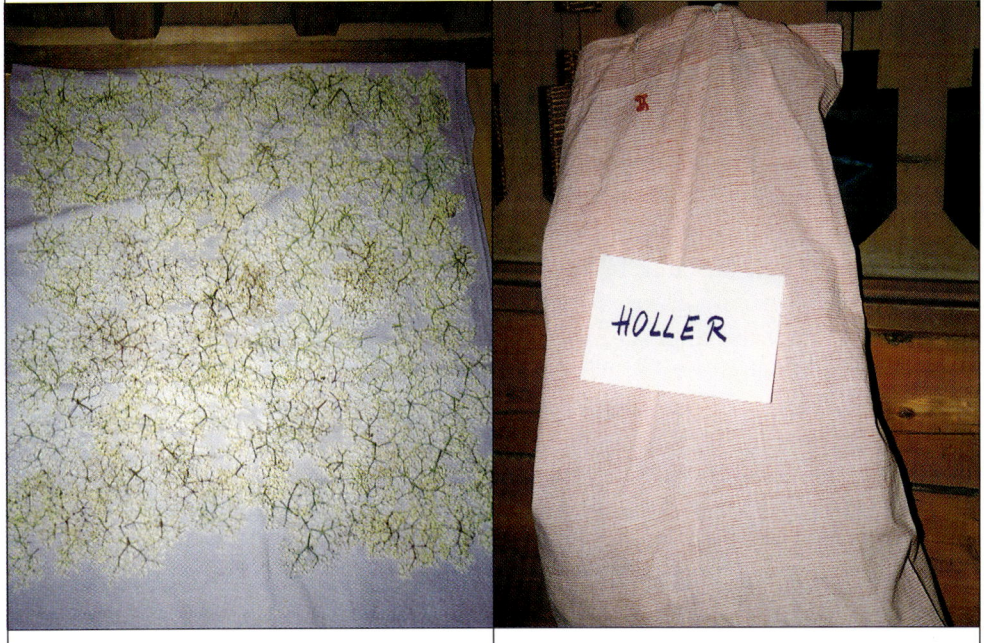

… und zum Trocknen luftig aufgelegt   *Ein Polsterbezug dient als Aufbewahrungssack*

es Regenwetter, dauert der Trockenvorgang entsprechend länger. Wichtig ist eine gute Durchlüftung, damit sich keine Schimmelpilze bilden können.
Sollten Sie dennoch dunkle Flecken an Ihren Kräutern entdecken, sortieren Sie diese sofort aus – sie dürfen nicht verwendet werden!
Und wie bewahren Sie Ihre getrockneten Heilkräuter am besten auf?

DAS AUFBEWAHREN VON HEILKRÄUTERN

Als einfachste und sehr erprobte Aufbewahrungsart gilt: Man nehme für jede Sorte einen Kopfkissenbezug. Da hinein legen Sie die nicht zerkleinerten Kräuter, schließen die Knöpfe des Bezuges und versehen jeden so erhaltenen „Sack" mit einem „Sortenzettel".
Wieder auf dem Dachboden ist eine Querstange angebracht, und dort werden nun die gefüllten Kissen nacheinander aufgehängt. Damit haben Sie den Vorrat staubgeschützt, luftig und bei ziemlich gleichbleibender Temperatur gelagert. Steht Ihnen kein Dachboden zur Verfügung, überlegen Sie, in welchem Teil Ihrer Wohnung ein annäherndes „Dachbodenklima" zu erreichen ist!

DIE VERWENDUNG VON HEILKRÄUTERN

So warten nun Ihre Heilkräuter auf die entsprechende Verwendung. Dem „Kopfkissenvorrat" entnehmen Sie bei Bedarf jene Menge, die Sie in nächster Zeit benötigen. Diese Kräuter geben Sie nun in ein Papiersäckchen. Sind es Blätter oder Blüten, zerkleinern Sie diese nur ein wenig durch Zerbrechen mit den Fingern. Heilpflanzen, bei denen Stengel, Blätter und Blüten verwendet werden (z.B. Johanniskraut, Schafgarbe etc.), werden mit einer Haushaltsschere in kleine Stücke geschnitten und damit erst kurz vor der eigentlichen Verwendung zerkleinert. Bei Abweichung von der üblichen Zubereitungsform gebe ich in den folgenden Kräuterbeschreibungen ohnehin immer wieder entsprechende Tips in Kurzform.
Wegen der verschiedenen wirkungsvollen Substanzen, die von unserem Körper optimal aufgenommen werden sollen, ist auch die Teezubereitung jeweils eine verschiedene. Die in der Folge angegebenen Teemengen sind nur allgemeine Richtwerte. Die Geschmacksintensität von Kräutern kann durch den Sammelzeitpunkt oder Standort ebenfalls verschieden sein. So ist es durchaus möglich, daß der Tee mit einem Teelöffel getrockneter Kräuter zu stark wird. Also reduzieren Sie die Menge nach eigenem Geschmack!

Als übliche Menge gilt: Bei getrockneten Kräutern ein gehäufter Teelöffel (TL), bei frischen Kräutern ein Eßlöffel (EL) zerkleinerter Kräuter in eine Tasse und dann mit einem Viertelliter fast kochendem Wasser überbrühen. Mit einem kleinen Teller zugedeckt ziehen lassen. Hier gibt es die Unterscheidung:

Kurz ziehen lassen:	2 bis 3 Minuten
Ziehen lassen:	5 bis 10 Minuten

Auf dem kleinen Teller sammeln sich Dampftröpfchen, die Sie in die Tasse zurückstreifen sollten, da oft auch darin Wirkstoffe enthalten sind.
Lassen Sie sich von der Farbe des Tees nicht täuschen! Eine helle Farbe bei kurzem Ziehen (also 2–3 Minuten) bedeutet nicht weniger Wirkung als Tee von einer anderen Kräutersorte, die bei 5–10minütigem Ziehenlassen dunkler wird!
Nur wenige Kräuter werden aufgekocht. Das heißt, sie werden mit kaltem Wasser zugestellt, kurz aufgekocht, von der Kochstelle genommen und zugedeckt noch etwas ziehengelassen.
Einige Kräuter werden im Kaltauszug zubereitet. Sie werden am Abend in kaltem Wasser angesetzt, zugedeckt und bei Zimmertemperatur stehengelassen. Am Morgen seiht man die Flüssigkeit ab und erwärmt diese nur ganz leicht.
Nun haben Sie also eine Tasse Heiltee auf entsprechende Weise zubereitet. Am besten sollte er trinkwarm bewußt in kleinen Schlucken – möglichst am Morgen eine Tasse auf nüchternen Magen – getrunken werden, eine zweite Tasse mittags und eine dritte am Abend. Dies gilt als allgemeine Regel für Erwachsene und kommt auf die Beschwerden an.
Gesüßt sollten Heiltees möglichst nicht werden, da die Heilkräfte der Kräuter so am besten auf den Organismus wirken können. Wenn unbedingt erforderlich, nur mit etwas Bienenhonig süßen!
Und nun noch etwas ganz Wichtiges: Trinken Sie keinen Tee länger als drei Wochen! Legen Sie dann eine Pause ein, und falls es erforderlich sein sollte, daß Sie weiterhin Tee für die Gesundheit trinken, nehmen Sie eine andere Sorte! Aus diesem Grund mische ich auch die Kräuter nicht, sondern bereite die Tees immer aus nur einer Sorte zu. Sollten Sie das Gefühl haben, daß Ihnen der empfohlene Tee nicht guttut, trinken Sie auf gar keinen Fall weiter! Nachdem wir Menschen ja sehr verschieden sind, sind auch die Reaktionen ganz verschieden. Somit ist es wichtig, auf die Signale unseres Körpers zu achten!
Daher möchte ich noch einmal besonders darauf hinweisen: Alle guten, hilfreichen Tees, Tinkturen und Tips aus der Volksmedizin können keinen Arzt ersetzen. Und sollte über die Anwendung eines Naturheilmittels Unklarheit herrschen, sprechen Sie mit Ihrem Hausarzt darüber!
Von der Teezubereitung nun zu den gebräuchlichen Öl- und Alkoholauszügen:

DAS ANSETZEN VON KRÄUTERN UND WURZELN IN ÖL BZW. ALKOHOL

Um ein heilkräftiges Öl zu erhalten – in der Volksmedizin ist Johannisöl wohl das bekannteste – gehen Sie folgendermaßen vor:
Nehmen Sie eine dunkle (grüne oder braune), etwas weithalsige Flasche, möglichst mit Schraubverschluß, und füllen Sie diese locker bis zum Rand mit dem empfohlenen frischen, etwas zerkleinerten Heilkraut, mit Blüten etc. Dann gießen Sie am besten kaltgepreßtes Öl (aus dem Reformhaus) bis zwei Fingerbreit unter den Flaschenrand darüber und verschließen die Flasche. Sie wird für ca. drei Wochen in die Sonne oder Wärme gestellt und ab und zu etwas geschüttelt. Danach seihen Sie das Öl ab und bewahren Sie es, ebenfalls in einer dunklen Glasflasche verschlossen, kühl und dunkel auf.
Für einen Alkoholauszug gehen Sie genauso wie beim Ölauszug vor, nur wird statt Öl ganz gewöhnlicher Obstschnaps verwendet.
Ich will Sie nicht mit allzuviel Theorie belasten, aber ein gewisses Maß an Grundkenntnis ist notwendig, damit Sie gut und hilfreich mit den Schätzen der Natur umgehen können.

Und nun hoffe ich zu guter Letzt, daß meine Aufzeichnungen einen Beitrag für Ihr Wohlbefinden und Ihre Gesundheit liefern können, indem Sie die Schätze der Natur heben und anwenden!

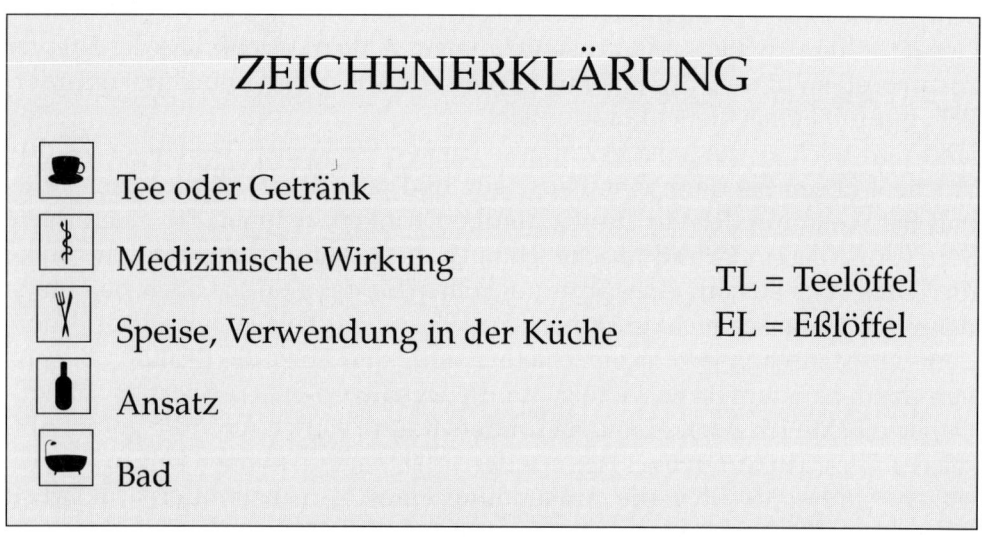

ZEICHENERKLÄRUNG

- Tee oder Getränk
- Medizinische Wirkung
- Speise, Verwendung in der Küche
- Ansatz
- Bad

TL = Teelöffel
EL = Eßlöffel

HEILKRÄUTER IM JAHRESLAUF

Brunnenkresse (Nasturtium officinale)

Schon im Nachwinter halte ich an schneefreien Bachrändern Ausschau nach den dunkelgrünen Blattrosetten der köstlichen, scharfen Brunnenkresse. Sie wächst am Rand kleinerer Bäche und zeigt auch an, daß hier sauberes Wasser fließt.
Die echte Brunnenkresse ist ein Kreuzblütengewächs mit kleinen, weißen, unscheinbaren Blüten und gelben Staubblättern. Die kleinen Teilblättchen sind eiförmig; die unteren Blattstiele sind meist mit drei, die weiteren meist mit fünf bis sieben Teilblättchen bestückt.

Wir pflücken die kleinen Blattrosetten vorsichtig ab, waschen sie gründlich und haben mit der geschnittenen Brunnenkresse einen gesunden Belag aufs Butterbrot. Oder wir mischen Brunnenkresse unter einen Kartoffelsalat, garnieren mit harten Eiern, und ein Abendessen ist fertig! Aus jungen Löwenzahnblättern, Brennessel, Brunnenkresse, einem geriebenen Apfel, etwas geriebenem Kren (Meerrettich) und Öl kann eine sehr gesunde und pikante Salatmarinade zubereitet werden.

Frische Brunnenkresse regt unseren Stoffwechsel an und tut uns nach dem Winter sicher gut. Aber nicht nur in der Küche wird sie verwendet: bei Drüsenleiden kann Brunnenkresse ein wertvoller Helfer sein:

Man nehme 1 TL frische Kresse, etwas zerkleinert, auf 1 Tasse Wasser. Heiß brühen, zugedeckt ca. 5 Minuten ziehen lassen und in kleinen Schlucken trinken.

Wen dunklere Pigmentflecken auf der Haut stören, kann versuchen, sie mit Kressesaft oder -brei durch Betupfen oder Auflegen aufzuhellen.
Brunnenkresse wird verwendet, solange die Blätter jung sind und die Pflanze noch nicht blüht. Nachdem sie auch auf Almen anzutreffen ist, hat dieses „Kräutl" eine lange Erntezeit.

Huflattich (Tussilago farfara)

Noch immer hat der Winter nicht ganz das Feld geräumt, aber an sonnigen Wald- und Wegrändern künden leuchtend gelbe Blütenköpfe den Frühling an. Es ist der Huflattich, dem späte Fröste nichts anhaben können. Ist dann der Frühling endlich eingezogen, wenden viele Huflattichblüten ihre Köpfchen der Sonne zu.

Huflattich ist in der Volksmedizin als Hustentee noch recht bekannt. Er wirkt reizlindernd und schleimlösend, allerdings nur die Blüten und die jungen Blätter, welche sich erst nach den Blüten entwickeln. So muß man für einen Tee zweimal ernten und auch zweimal trocknen.
Da Huflattichblätter entzündungshemmende Wirkstoffe enthalten, legt man frische Blätter, leicht zerdrückt, mit der silbrig-rauhen Unterseite auf die Entzündung. Sie kühlen angenehm, nehmen etwas von der Spannung und helfen, die Entzündung abklingen zu lassen.

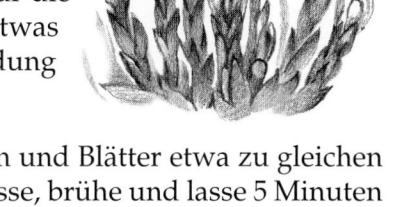

Für die Teezubereitung mischt man Blüten und Blätter etwa zu gleichen Teilen. Man nehme dann gut 1 TL auf 1 Tasse, brühe und lasse 5 Minuten zugedeckt ziehen.
Dieser Tee kann auch zur Anregung unserer Verdauung angewendet werden. Bei leichten Asthmabeschwerden kann eine Inhalation mit frischen Huflattichblüten ebenfalls helfen.

Fast gänzlich unbekannt ist, daß junge Huflattichblätter als Frühlingsgemüse zubereitet werden können. Kurz gedämpft, zerkleinert, in ganz wenig Buttereinbrenn (Mehlschwitze) mit Zwiebel und etwas Knoblauch gerührt. Mit dem Dämpfwasser aufgegossen, etwas Sauerrahm und nach Geschmack mit Salz und Pfeffer gewürzt.
Ein ungewöhnliches Naturgemüse auf dem Speiseplan!

Gundelrebe *(Glechoma hederaceum)*

Ein ganz unscheinbares Kräutl, das zeitig im Frühling meist fast vor unserer Haustüre an Garten- und Ackerrändern wächst. Es treibt Ranken aus und schmückt sich dann mit kleinen lila Blüten.
Die Gundelrebe gehört zu den Lippenblütengewächsen. Die Blüten sind in Quirlform im oberen Drittel der aufsteigenden Stengel angeordnet.

Die fast herzförmigen, gekerbten Blätter enthalten wertvolle Gerb- und Bitterstoffe, die diese Pflanze zum beliebten Küchenkräutl machen. In meinem Elternhaus gab es keine Rindsuppe ohne Gundelrebe, und ich verwende die jungen Blätter feingeschnitten gerne zu Gemüsesuppen sowie als Beigabe zu Salaten und Kräutertopfen.

Gundelrebe ist ein hochgradiger Eisenträger und damit blutbildend. Gundelrebentee hilft optimal bei Leberproblemen und den Körper zu entgiften. Er fördert außerdem die Nierentätigkeit und reinigt dadurch auch die Blase.

Sie können Gundelrebentee auch als „Schlankheitstee" verwenden, denn er entwässert. Allerdings muß dann auch die Kalorienzufuhr reduziert werden, denn der Tee allein schafft keine schlanke Linie!

Für den Tee werden ebenfalls frische Blätter verwendet. 1 EL voll zerkleinerter Blätter auf 1 Tasse, 3 Minuten ziehen lassen. Die Gundelrebe zur Teezubereitung sollte nur bis Anfang Juli geerntet werden. Eine große Tasse pro Tag genügt, um unserem Körper etwas Gutes zu tun.

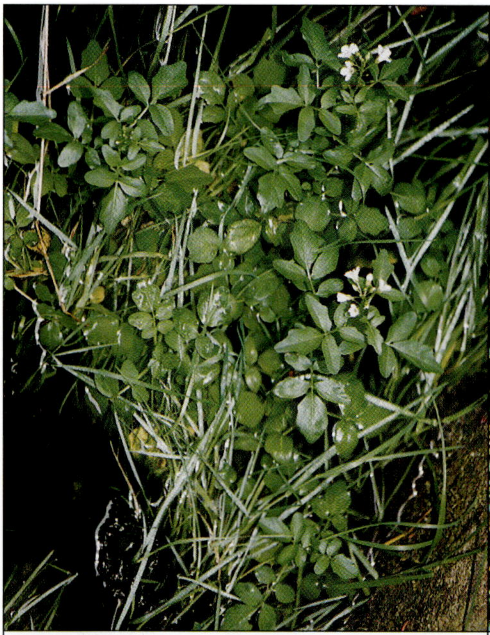

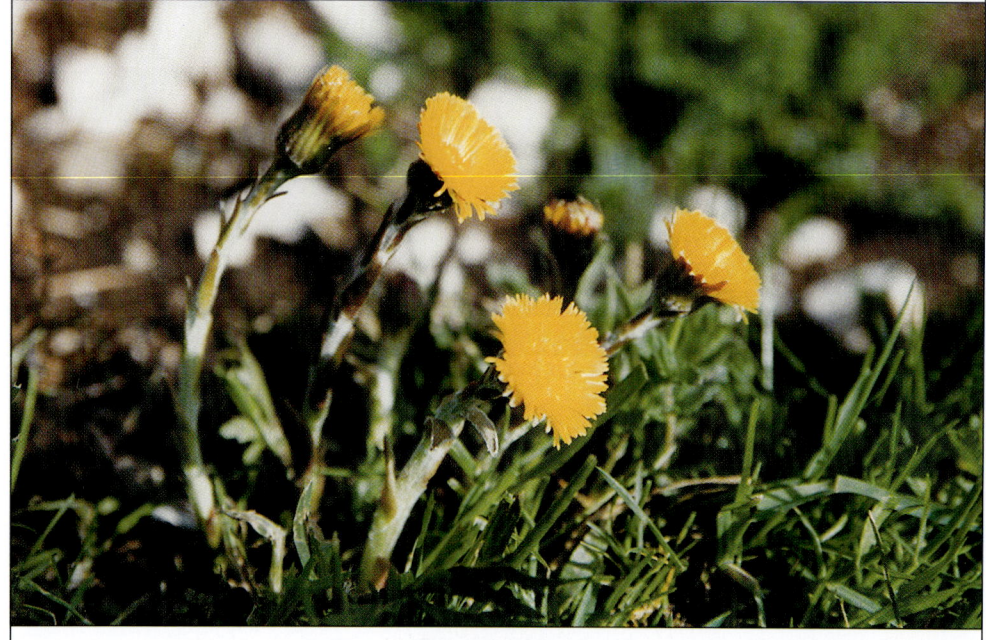

Brunnenkresse

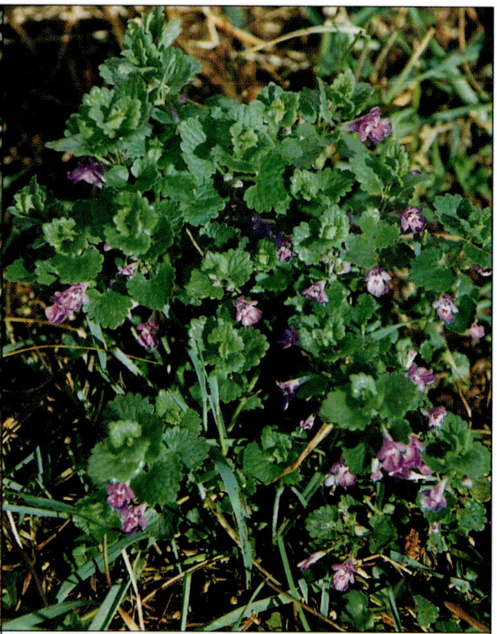

Gundelrebe

Huflattichblüten

Bärlauch (Allium ursinum)

In feuchten Laubmischwäldern, Auwäldern und sogar in Parkanlagen finden wir im Frühling oft dichte, ausgedehnte Blattbestände des Bärlauchs, im Volksmund „wilder Knoblauch" genannt. Es riecht auch tatsächlich schon von weitem nach Knoblauch, ehe man zu solchen Beständen kommt.
Der Bärlauch hat maiglöckchenähnliche Blätter, die beim Zerreiben stark nach Knoblauch riechen. Die schneeweißen Blüten bilden eine reichblühende Scheindolde, die auf einem dreikantigen Stengel sitzt.

Verwendet werden die Blätter, ehe sich Knospen und Blüten bilden. Frischer Bärlauch hilft, unseren Körper zu entschlacken und so Magen, Darm, Nieren und Blase zu reinigen.

Bärlauch kommt hauptsächlich in der Küche zur Verwendung: als Gemüse, welches Sie wie Spinat bereiten können. Oder als eine sehr gute Bärlauchcremesuppe: Schneiden Sie gut zwei Handvoll frische Bärlauchblätter in feine Streifen, dünsten Sie diese in etwas Butter an. Stauben Sie dann etwas Mehl darüber, und rösten Sie noch kurz durch. Mit ca. $1/2$ l Wasser aufgießen. Nach Geschmack mit etwas Rindsuppenwürfel, Salz und Pfeffer würzen und gut durchkochen. Mit einem Stabmixer durchmixen und schließlich ca. 2 EL Sauerrahm unterziehen. Sie können kleine Schwarzbrotwürfel in etwas Butter und zerdrücktem Knoblauch anrösten und damit die Suppe bestreuen. Oder als Bärlauchnockerln, als Beigabe zu verschiedenen Gemüseeintöpfen. – Roh und feingeschnitten, dient Bärlauch als Beigabe zu Salaten, zu Kräutertopfen (Kräuterquark) und aufs Butterbrot usw. Da sind der Köchin keine Grenzen gesetzt!
Man kann Bärlauch gut einfrieren, aber beim Trocknen gehen die meisten Wirkstoffe verloren.

Wenn Sie frische Bärlauchblätter in feine Streifen schneiden, mit diesen eine grüne, weithalsige Flasche füllen und dann mit Obstschnaps aufgießen, verschließen und in die Sonne stellen, erhalten Sie in drei Wochen einen sehr starken Bärlauchauszug. Er beugt der Arterienverkalkung vor und bremst damit auch die Vergeßlichkeit! Aber bitte nur 5–10 Tropfen in ein Glas Wasser und so verdünnt trinken!

Brennessel (Urtica dioica)

Schon kurze Zeit nach der Schneeschmelze finden wir ohne große Mühe bereits zahlreiche Triebspitzen der Brennessel. Sie lassen sich mit bloßer Hand ernten und „brennen" noch nicht.

Sehr zu Unrecht wird die Brennessel vielfach als Unkraut bezeichnet, dabei ist sie eine der besten blutreinigenden und blutbildenden Pflanzen.

So sollte man, um den Körper nach dem Winter zu entschlacken, gleich eine Brennesselteekur mit den frischen Triebspitzen für drei Wochen auf den Tagesplan setzen: 1 EL frische Triebspitzen in kleine Stücke schneiden, mit 1 Tasse kochendem Wasser brühen und zugedeckt 2–3 Minuten ziehen lassen. Davon möglichst 3–4 Tassen täglich trinken.

Dies fördert unsere Harnausscheidung, wodurch viele Schadstoffe aus unserem Körper ausgeschwemmt werden. Er wird entschlackt, und wir vermindern Gicht- und Rheumabeschwerden. Auch der Frühjahrsmüdigkeit sagen wir den Kampf an.
Brennesseltee tut auch der Bauchspeicheldrüse gut und unterstützt die Verdauung.

Wenn man einen lockeren Boden mit Brennesseln findet, lassen sich die Triebe ganz leicht samt den Wurzeln aus der Erde ziehen. Gut waschen, und dann aus Trieben und Wurzeln einen Absud herstellen.
Dieser kann als Konzentrat in eine Flasche gefüllt werden. Wer unter Durchblutungsstörungen und Gefäßverengung leidet, für den ist ein Fußbad mit einem guten Schuß Brennesselkonzentrat sehr hilfreich.
Mit dem Konzentrat die Kopfhaut zu massieren oder nach der Haarwäsche einen Schuß ins letzte Spülwasser zu geben, tut den Haaren gut. Aber nur bei dunklem Haar, denn das Konzentrat verleiht eine dunkle, natürliche Färbung!

Die jungen Brennesselspitzen bereichern auch unseren Speiseplan: Brennesselspinat ist eine gesunde Köstlichkeit.
In Frühlingskräutersuppen darf die Brennessel nicht fehlen, ebensowenig im Kräutertopfen! In beiden können Sie eine Vielzahl junger Garten- und Wildkräuter verwenden, z.B. Brennesselspitzen, Sauerampfer-, Schafgarben-, Gundelreben-, Bärlauch-, Löwenzahn- und Salbeiblätter, Kerbel, Petersilie usw. Die

Brennessel (Urtica dioica)

Zubereitung der Frühlingskräutersuppe erfolgt praktisch wie die der Bärlauchcremesuppe, nur genügt es hier, wenn die Kräuter klein geschnitten und nicht gemixt werden.
Zu Kräutertopfen verwenden Sie ebenfalls Wild- und Gartenkräuter, ferner Schnittlauch, Dill, Liebstöckel, zarte Sellerie- und Petersilienblätter, alles feingeschnitten unter passierten Topfen gemischt. Mit etwas Zwiebel und Knoblauch gewürzt, erübrigt sich oft eine Salzzugabe. Die Kräuter sind würzig genug!
Die Kräuter für den Topfen sind nicht auf den Frühling beschränkt: Wann immer Sie entsprechende Kräuter zur Hand haben, können Sie diesen gesunden Brotaufstrich zubereiten!

Werden die Brennesseln größer, bilden sie eine wichtige Lebensgrundlage für Schmetterlinge und Marienkäfer. Damit bitte ich alle Gartenbesitzer, auch dieser Pflanze einen Platz einzuräumen!

Die Brennessel hat im Herbst noch einen – wenn auch nicht so kräftigen – „Vegetationsschub" wie im Frühling; aber immerhin: Eine Teekur mit Herbsttrieben stärkt uns gewiß für den Winter!

Sie können die Brennessel auch trocknen und dann als Tee verwenden. Haben Sie jedoch die Möglichkeit, sie ohne großen Zeitaufwand frisch zu ernten, ist es gewiß vorteilhafter.

Löwenzahn *(Taraxacum officinale)*

Auch der Löwenzahn wird von Gartenbesitzern meist recht abwertend als Unkraut bezeichnet. Dabei ist er seit dem Altertum in der Naturheilkunde bekannt.

Löwenzahn enthält viele Bitter- und Gerbstoffe und ist deshalb bei Leber- und Gallenleiden ein guter Helfer. Durch Anregung des Stoffwechsels hilft Löwenzahntee, unseren Körper zu entschlacken. Er aktiviert auch Nieren und Bauchspeicheldrüse.
Man sammle die Wurzeln samt den Blättern vor der Blüte! Sie werden gut gereinigt, in Scheiben geschnitten und getrocknet. Die Blätter werden ebenfalls getrocknet.
Falls Sie Probleme mit der Bauchspeicheldrüse haben und die Zuckerwerte bedenklich werden, nützen Sie die Gelegenheit, und kauen Sie täglich etliche junge Löwenzahnstengel, solange diese kleine Knospen tragen. Der Geschmack ist süßlich bis leicht bitter, aber gewiß nicht unangenehm.
Sie können damit Ihre Zuckerwerte senken. Aber bitte versuchen Sie dies ja nicht, wenn Sie bereits ein Medikament einnehmen oder gar eingestellter Zuckerpatient sind!

Bei Verwendung als Tee wird $^1/_2$ TL voll Wurzelscheibchen in $^1/_4$ l kaltem Wasser angesetzt. Gut ziehen lassen und dann abseihen. Diese Flüssigkeit erhitzen, damit 1 TL getrockneter Löwenzahnblätter überbrühen und diesen Tee ca. 8–10 Minuten ziehen lassen. – Wenn Ihnen diese Zubereitung zu aufwendig sein sollte, können Sie Löwenzahnblätter vor der Blüte sammeln, trocknen und nur aus diesen einen Tee zubereiten. Einen gehäuften TL mit $^1/_4$ l Wasser brühen.

Auch auf unserem Speisezettel ist der sogenannte „Röhrlsalat" gesund und wohlschmeckend. Solange die Knospen ganz unten in der Pflanze sitzen und die Blätter klein sind, wird der Löwenzahn mit einem Messer knapp über der Wurzel abgekappt. Man erhält damit kleine Rosetten, die gut gewaschen und dann als Salat zubereitet werden.
Ich brate gerne etwas geschnittenen Speck aus, lösche mit Essig ab, gebe etwas Salz und Zucker dazu und übergieße damit den Löwenzahn.
Als Beigabe zu Kartoffelsalat, diversen Blattsalaten und in Frühlingskräutersuppen darf Löwenzahn nicht fehlen.

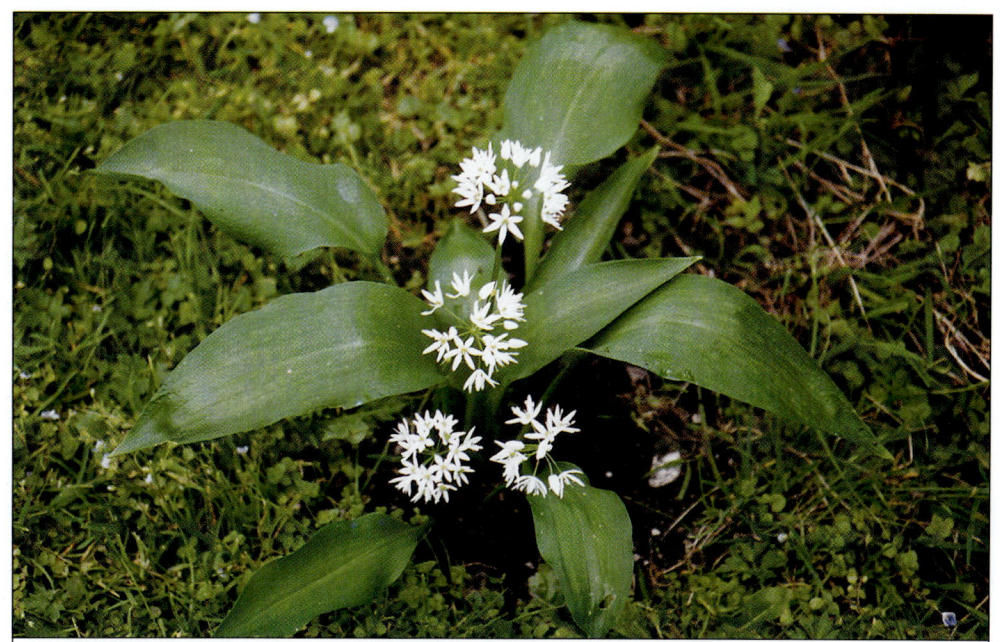

Blühender Bärlauch

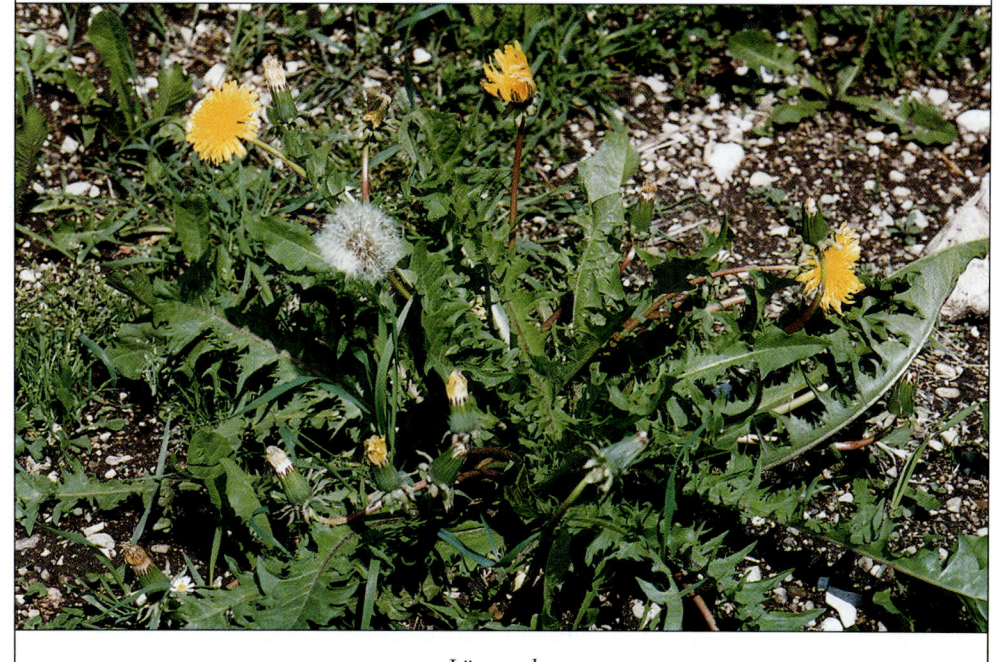

Löwenzahn

Heilkräuter im eigenen Hausgarten

Nun hoffe ich, daß die schönen Frühlingstage Sie in die Natur hinausgelockt und Sie bereits einige Kräuter heimgebracht und auch verwendet haben.
So es Ihnen möglich sein sollte, will ich Sie ermutigen, einen eigenen Gemüse- und Kräutergarten anzulegen. Man kann schon auf einer relativ kleinen Anbaufläche verschiedene Sorten pflanzen und säen. Der Arbeitsaufwand ist wirklich nicht so groß, wie oft befürchtet. Aus eigener Erfahrung darf ich Ihnen versichern: Mein absolut nicht unkrautlos gehaltener Gemüsegarten erbringt eine gute Ernte.
Im eigenen Hausgarten sollten die Hauptkräuter Schnittlauch und Petersilie nicht fehlen. Einmal etwas Dill säen, würde Ihnen nicht nur aromatisches Dillkraut, sondern, im Herbst, auch noch den köstlichen und in der Volksmedizin sehr geschätzten Dillsamen (auf den ich im Verlauf des Buches noch näher eingehen werde) bescheren.
Die Ringelblume gedeiht in einer Gartenecke und ist uns ein recht guter Helfer bei allerlei Beschwerden. Auch sie wird noch genauer beschrieben werden. Und wer einmal Ringelblumen im Garten hat, braucht sich um Nachkommenschaft nicht mehr zu kümmern; sie vermehren sich auch ohne Ihr Zutun.
Ein besonderes Anliegen meinerseits wäre es, würde in vielen Gärten ein Salbeistock wachsen. Diesen kann man sogar in einer Blumenrabatte unterbringen, und ich würde fast sagen: Ein Salbeistock ist ein Generationsgewächs. Einmal eingewurzelt, bringt er über viele Jahre vom Frühling bis Herbst seine gesunden, in der Naturmedizin hochgeschätzten Blätter. Auch dem Salbei werde ich ein eigenes Kapitel widmen.
Ein eigener Kräutergarten wäre freilich eine sehr nützliche und gesunde Sache. Im Grunde ist er wohl immer eine Platzfrage. Aber es gibt genügend Kräuter, welche wenig Platz beanspruchen. Zum Beispiel der

Majoran

Sie erwerben beim Gärtner im Frühling Majoranpflanzen. Alsbald wächst der Majoran heran und bildet Triebe. Bis zum Herbst können Sie diese laufend schneiden, und zwar vor der Blüte. Achten Sie beim Schneiden immer darauf, daß sich unter der Schnittstelle Seitentriebe ausbilden können. Der Majoran wird getrocknet, und bei Bedarf werden die Blättchen von den groben Stengeln gestreift.

Majoran ist in der Küche ein hervorragendes Würzkraut für Suppen, z.B. Rind- oder Kartoffelsuppe. Fleischgerichte, vor allem Faschiertes (Hackbraten), Gemüsegerichte und Aufläufe erhalten durch ihn ihren guten Geschmack. Als Schlachtgewürz ist Majoran unbedingt notwendig.

In der Volksmedizin wird Majorantee (1 TL auf 1 Tasse kochend brühen, zugedeckt 5 Minuten ziehen lassen) als Magentee bei Völlegefühl und Blähungen geschätzt.

Bohnenkraut

Das würzige Bohnenkraut hat ebenfalls ganz geringe Platzansprüche. Wenn Sie 2–3 Pflanzen beim Gärtner erwerben, ist für reichliche Ernte gesorgt und auch für das Folgejahr die Nachkommenschaft gesichert, denn Bohnenkrautsamen gedeiht fast von alleine.
Bohnenkraut wird vor der Blüte geschnitten. Es kann frisch und getrocknet verwendet werden, hauptsächlich, wie schon der Name sagt, als Küchengewürz für Bohnen-, Erbsen- und Linsengerichte, aber auch als Suppengewürz und für diverse Gemüsegerichte.

In seiner Eigenschaft als Heiltee wird Bohnenkraut als harntreibendes, schweißtreibendes und appetitanregendes Mittel empfohlen. Man nehme 1 TL auf 1 Tasse, brühe kochend auf und lasse zugedeckt ca. 10 Minuten ziehen.

Lavendel

Wer kennt und schätzt sie nicht, die schönen, mehrjährigen Lavendelbüsche!? Sie werden meist als Zierde eines Gartens gepflanzt; sehr oft auch in Rosengesellschaft, um die Blattläuse auf den edlen Gewächsen durch ihren Duft zu vertreiben. Hauptsächlich dieser erfrischende, angenehme Duft macht den Lavendel zur beliebten Gartenpflanze. Er läßt sich jedoch in vielfältiger Form für Schönheit und Gesundheit verwenden und er wird in einem Kapitel dieses Buches noch genauer beschrieben.

Gartenkresse

Überall, wo mit Samen gehandelt wird, finden Sie auch Samen von Gartenkresse. Bereits 2–3 Wochen nach der Aussaat auf feuchtem, warmem Boden können Sie die Gartenkresse ernten und haben mit Folgesaaten die gesamte Vegetationsperiode über einen würzigen Vitamin-C-Träger für Ihren Küchenbedarf zur Hand.

Borretsch (Gurkenkraut)

Eine wohl sehr dekorative Pflanze in jedem Hausgarten! Aber er benötigt viel Platz, um seine ganze Pracht entwickeln zu können. Aus einer Pflanze entwickelt sich ein starker, 60–80 cm hoher Mittelstamm mit etlichen Seitenästen. Äste und Blätter sind rauh behaart, und unzählige hübsche blaue Blüten schmücken die Pflanze bis in den Herbst. Borretsch sät sich ebenfalls selbst aus und ist außerdem eine beliebte Bienenweide.

 Mischen Sie die jungen Blätter, die einen gurkenähnlichen Geschmack haben, unter Blattsalate, und verwenden Sie auch die Blüten zur Dekoration in der Sommerküche!

Als Tee werden frische Borretschblätter zur Blutreinigung verwendet.

Kamille, Zitronenmelisse und *Pfefferminze* sind ebenfalls beliebte Kräutergartenpflanzen. Aber auch sie benötigen entsprechend viel Platz. Diese Pflanzen werden in der Folge noch genauer beschrieben.

Eine in den letzten Jahren sehr beliebt gewordene Würzpflanze ist

Basilikum

Aber sie ist ein Kind des Südens und benötigt zum guten Gedeihen viel Wärme. Da ist Basilikum im Blumentopf auf der Fensterbank wohl oft besser aufgehoben als im Kräutergarten.

Frische Basilikumblätter verwenden Sie zu Tomatengerichten, zu Ziegen- oder Schafkäse und zu Mozarella. Auch verschiedenen Saucen verleiht Basilikum das gewisse Etwas.

Naturtee aus frischen Basilikumblättern wirkt beruhigend und krampflösend.

In Ermangelung einer entsprechenden Hausgartenfläche können Sie etliche Kräuter auch ohne große Probleme in Töpfen oder Balkonkistchen halten, womit Sie ebenfalls, und zwar von der Jahreszeit fast unabhängig, frische Kräuter zur Verfügung haben. Neben Basilikum können Sie so etwa Kresse, Kerbel, Petersilie, Schnittlauch, Zitronenmelisse und Majoran auf der Fensterbank oder dem Balkon gedeihen lassen.

Die Liste an Hausgartenkräutern ließe sich noch lange fortsetzen, aber das soll nicht Schwerpunkt meiner Ausführungen sein. Sie ist auch nur ein Anstoß für Sie, auf diesem Gebiet selbst aktiv zu werden und eine eigene Ernte als Erfolgserlebnis zu betrachten! Übrigens sind Kinder beim Säen, Pflanzen, Gießen usw. sehr interessierte Helfer – und das ist wohl eine sehr empfehlenswerte Möglichkeit, sie die Natur erleben zu lassen.

Birke *(Betula pendula)*

Die Birke ist wohl einer unserer anmutigsten Bäume. Schon die weiße Rinde läßt sie von weitem erkennen. Schmückt sie sich dann im Frühling mit den zartgrünen Blättern und den gelben Fruchtkätzchen, die wie kleine Würstchen aussehen, ist die Birke eine Augenweide für jeden Betrachter. Aber nicht nur ihre Schönheit erfreut uns – sie ist vielmehr auch ein regelrechter Gesundbrunnen.

Um gesunden Birkensaft zu erhalten, schneiden Sie bereits im April ein Rindendreieck aus dem Stamm oder bohren Sie ein kleinfingerdickes Loch hinein. Dann bringen Sie ein Gefäß an, damit der wertvolle Saft aufgefangen werden kann. Bitte den Saft nur ganz frisch verwenden, er beginnt sehr rasch zu gären!

2–3 EL pro Tag fördern die vermehrte Ausscheidung der Harnsäure und helfen so bei Erkrankungen der Blase und Nieren, bei Rheuma und Gicht.

Ist die Ernte beendet, schließen Sie das Loch mit Holz und die aufgeschnittene Rindenstelle mit gutem Baumwachs, damit der Baum nicht „verblutet". Gewiß hat sich die Birke mittlerweile mit ihren schönen, zartgrünen Blättern geschmückt. Diese können wir nun frisch bis ca. Ende Juni sehr gut als Tee zur Reinigung unseres Körpers verwenden.

Tee aus frischen, etwas zerkleinerten Birkenblättern wird heiß gebrüht (ca. 2 TL auf $^1/_4$ l Wasser), 10 Minuten ziehengelassen. Tee aus getrockneten Blättern: ca. 2 EL zerkleinerte Blätter auf $^1/_2$ l kaltes Wasser, kurz aufkochen, 15 Minuten zugedeckt ziehen lassen. Über den Tag verteilt trinken. Birkenblättertee ist auch sehr hilfreich bei Arteriosklerose, Gicht, Rheuma und Hautunreinheiten. Man erzielt eine große Harnabgabe, und dadurch werden Nieren, Harnblase und Harnwege sehr positiv beeinflußt. Bei Haarausfall, Kopfjucken und Schuppen kann Birkenblättertee zum Einmassieren und Spülen empfohlen werden. In diesem Fall kann er ruhig stärker sein, allerdings ist er dann nur für Dunkelhaarige empfehlenswert. Birkenblättertee verleiht dem Haar einen grünbraunen Ton.
Er hilft auch bei Fußschweiß. Falls Sie sich die Mühe machen wollen und einige fingerdicke Äste abschälen, diese Rinde dann über Nacht einweichen, morgens kurz aufkochen und ziehen lassen, haben Sie ein kreislaufanregendes Konzentrat gewonnen, das Sie ins Fußbad geben.

Weißdorn (Crataegus oxyacantha)

In Auwäldern, lichten Waldungen, an Wiesenrändern und in Hecken treffen wir einen bis zu 3 m hohen, stark verzweigten, dornigen Strauch an – den Weißdorn. Seine kurzgestielten Blätter sind vorne dreilappig, und die kleinen weißen Blüten (sie duften eigentlich eher unangenehm) bilden eine aufrechte Doldenrispe. Im Herbst reifen scharlachrote Früchte mit zwei Steinen.

Für die Teezubereitung werden im Frühling die Blüten und zarten Blätter gesammelt und getrocknet. 2 TL auf 1 Tasse Wasser, kochend brühen, 8 Minuten ziehen lassen. Von diesem Tee sollte nüchtern und abends vor dem Schlafengehen je 1 Tasse getrunken werden.

Weißdorn gilt als besonders wirksames Mittel zur Vorbeugung altersbedingter Arteriosklerosen und Herzbeschwerden. Seine Wirkstoffe verbessern die Durchblutung der Herzkranzgefäße; damit wird auch der Herzmuskel aktiviert und gestärkt. Bei Herzrhythmusstörungen ist Weißdorn ein guter Helfer. Er wirkt auch ausgleichend bei zu hohem Blutdruck und ist ein ausgezeichneter Stärkungstee nach besonderen Anstrengungen, ebenso bei körperlicher und seelischer Belastung.

Weißdornsaft aus den reifen Früchten zu bereiten, ist eine mühevolle Arbeit, denn der Strauch ist ja mit Stacheln bewehrt.
Falls Sie den bequemeren Weg gehen wollen: Der Fachhandel bietet Weißdornpräparate, wie Weißdornsaft und Weißdornkapseln, in bester Qualität an.

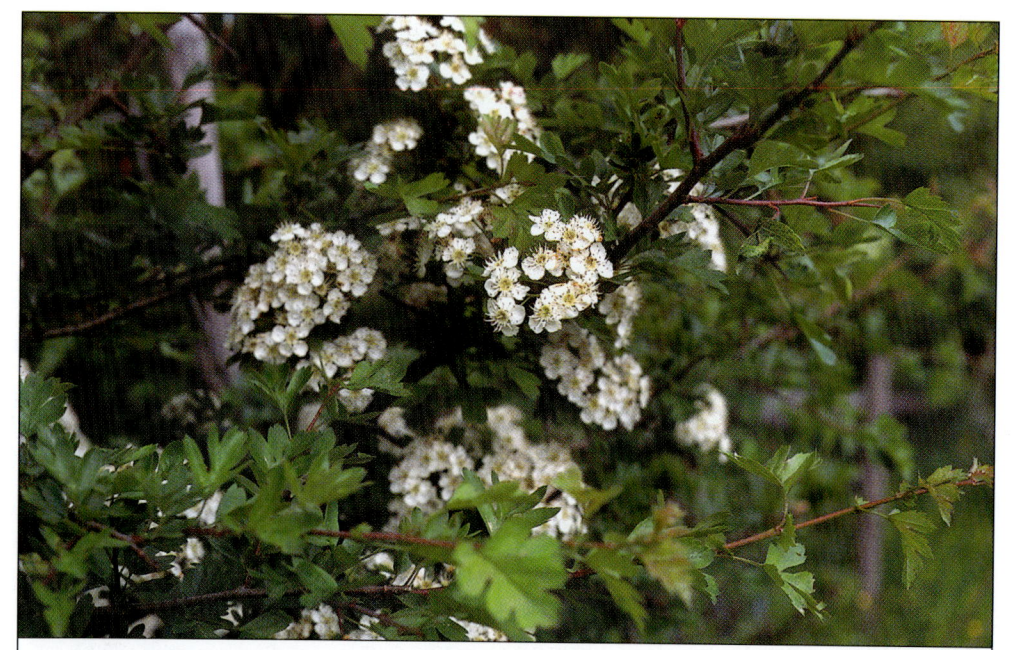
Weißdorn

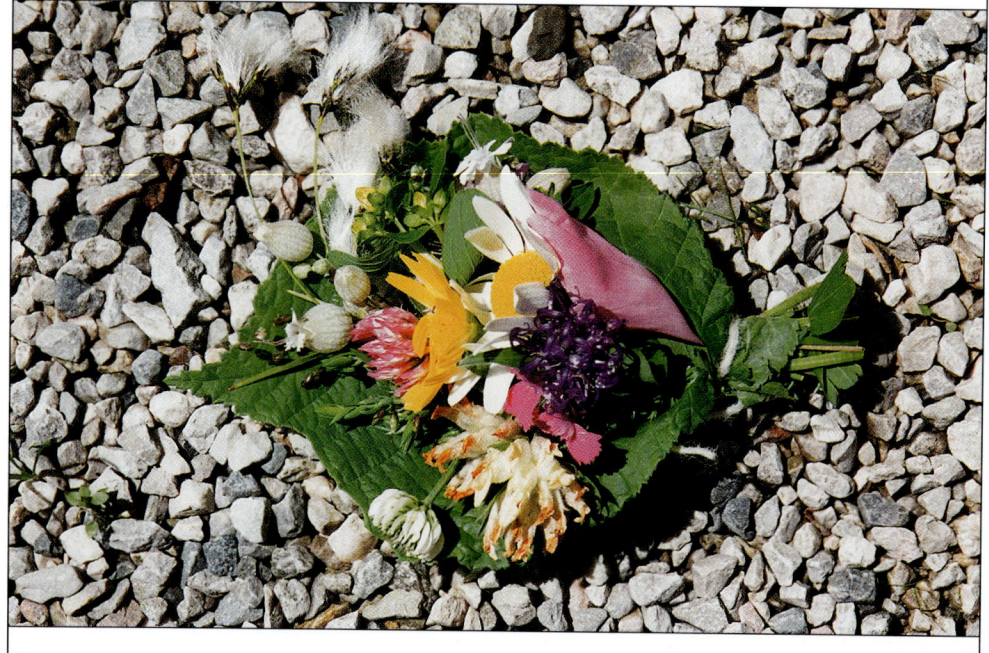
Der Ausseer Sonnwendbusch'n

Der Sonnwendbusch'n

Besonders im ländlichen Raum sind viele überlieferte Gepflogenheiten und Bräuche noch sehr lebendig; sie haben im Jahresablauf einen fixen Platz. Mit einem dieser schönen Bräuche möchte ich Sie bekannt machen. Nicht nur, weil er vom Thema her sehr gut zum Inhalt meiner Aufzeichnungen paßt, sondern weil es sich auch um einen Segensbrauch handelt. „An Gottes Segen ist alles gelegen" – das haben leider schon viele Menschen vergessen. Aber ich hoffe doch, vielleicht auch bei Ihnen wieder einen Funken zum Leuchten zu bringen. Ein sichtbares Zeichen wäre der „Sonnwendbusch'n". Am 21. Juni ist Sommersonnenwende, und nach alter Familientradition sammle ich ein bis zwei Tage vorher ganz bestimmte Blumen, Gräser und Kräuter. Unsere Großmutter hat es da sehr genau genommen: Es müssen 14 sein, denn man kann ja auch in schweren Zeiten die vierzehn heiligen Nothelfer anrufen! Aber die Anzahl der Pflanzen ist nicht so wichtig und wird auch bei uns im Dorf von Familie zu Familie verschieden praktiziert. Zum Teil wird der Sonnwendbusch'n auch erst am 24. Juni, also dem Johannistag, gebunden. Aber ich will von der Familientradition nicht abweichen. Somit besteht „mein" Sonnwendbusch'n aus je einem Exemplar der nun aufgezählten Pflanzen:

Weiße Margerite
Gelbe Margerite (Sonnwendblume, Ochsenauge)
Lila Skabiose (Witwenblume)
Rote Steinnelke
Blaue Teufelskralle
Gelbes Johanniskraut
Roter Klee
Weißer Klee
Gelber Wundklee (Wollklee)
Taubenkropf-Leimkraut (mit der „aufgeblasenen" Blütenhülle knallt man auf den Handrücken)
Wollgras
Zittergras (Frauenhaar)
Blütenblatt einer Pfingstrose
Wacholderzweiglein

Der Sonnwendbusch'n

Alle diese „Zutaten" werden auf ein großes Haselnußblatt gelegt und mit einem festeren Faden, mit dem Blatt als Rückseite, zu einem Sträußchen gebunden. Die überstehenden Stengel werden auf gleiche Länge wie das Blatt geschnitten. Da man diese Sonnwendbusch'n auch an Familienmitglieder, Nachbarn und gute Freunde verschenkt, liegt schließlich eine ganze Anzahl dieser bunten Sträußchen auf dem Tisch. Und nun müssen diese am Sonnwendtag, am 21. Juni, vor dem Betläuten – also vor 19 Uhr – über den Haus- oder Wohnungstüren, Stall- und Scheunentoren mit den Stengeln nach oben befestigt werden. Mit einem „in Gottes Namen" auf den Lippen (oder wenigstens in Gedanken) ein feierliches Ritual.

Beim Betläuten segnet die Muttergottes alle Sonnwendbusch'n über den Türen, und damit sind auch Mensch, Tier und Haus unter Gottes Segen gestellt. Das Sträußchen bleibt bis zum nächsten Sonnwendtag hängen. Es wird abgenommen, wenn man das frische aufhängt, und, nachdem es gesegnet wurde, verbrannt und nicht weggeworfen.

Fichte *(Picea abies)*

Im Frühling treibt, grünt und blüht es rundum in der Natur. Auch die Bäume des Waldes schmücken sich mit frischen, zartgrünen Trieben. Die bekanntesten davon, welche in der Volksmedizin verwendet werden, sind wohl die „Fichtenwipferln". Allerdings möchte ich beim Sammeln um Vernunft bitten: Nehmen Sie nur von einigen Seitenästen Triebspitzen ab, also keine Wipfeltriebe! Und nehmen Sie pro Bäumchen nur wenige Triebe.

Fichtenwipferln lassen sich frisch oder getrocknet verwenden. Pro Tasse 1 TL etwas zerkleinerte Wipferln über Nacht kalt ansetzen, morgens kurz aufkochen, zugedeckt 5 Minuten ziehen lassen und, über den Tag verteilt, schluckweise trinken.

Das ist vor allem für Gicht- und Rheumakranke ein sehr guter Blutreinigungstee. Auch bei Atemwegserkrankungen kann er zur Linderung beitragen. Mit einem Fichtenwipferl-Absud, etwa 2 EL auf $1/2$ l Wasser, zu inhalieren, hilft bei Husten und Bronchitis. Denn die aromatischen Öle, welche man dabei einatmet, wirken krampflösend.

Vielen von Ihnen wird ein Fichtennadelbad bekannt sein. Es wirkt durchblutungsfördernd, hilft bei Stoffwechselstörungen und ist bei Erschöpfungszuständen sehr stärkend.

Bei dem Wort „Wipferlsirup" werden sich wohl etliche Leser an die Kinderzeit zurückerinnern, doch hat dieser „Wipferlsirup" bis heute nichts von seiner Wirkung eingebüßt und ist ein guter Helfer bei Husten, Bronchitis und Atemwegserkrankungen.
In ein Glas werden schichtweise junge Fichtenwipferln, Rohrzucker oder Honig gegeben. Verschließen und einige Zeit warmstellen. Hat sich dann der Zucker aufgelöst bzw. ist eine gut duftende Sirupmasse entstanden, wird diese durch ein grobes Sieb filtriert und kühl und dunkel aufbewahrt. – Bei Bedarf ißt man diesen Sirup in kleinen Mengen.
Eine zweite Möglichkeit, ein gutes Hausmittel bei allen Atemwegs- und Lungenbeschwerden zur Hand zu haben, ist ein Kräutersirup. Dieser wird wie folgt zubereitet:

Fichte (Picea abies)

Eine große Handvoll Spitzwegerichblätter, noch eine große Handvoll (zu vier gleichen Teilen) Fichtenwipferln, Brennesseltriebe, Gundelreben- und frische Krenblätter, alles am gleichen Tag geerntet, kleinst zerhackt und in gut $^1/_2$ kg echten Bienenhonig gemischt. Dieses Kräuter-Honig-Gemisch wird in ein verschließbares großes Glas gegeben und kühl und dunkel aufbewahrt. Bei Bedarf entnehmen Sie dem Glas eine kleinere Portion, damit Sie nicht jedesmal nur eine TL-Menge entnehmen müssen. Bei Husten, Hustenreiz etc. nehmen Sie etwas von diesem Kräutergemisch in den Mund, kauen die Masse langsam durch und schlucken dann Honig und Kräuter hinunter. Dies ist ein altes und sehr wirksames Rezept, das ich nur empfehlen kann!

Heidelbeere (Vaccinium myrtillus)

Schon bald nach der Schneeschmelze erscheinen an den fast bodendeckenden Büschen der Heidel- oder Blaubeere zartgrüne Blättchen.
Wir treffen diese Heidelbeerbüsche, welche ca. 30–50 cm hoch werden, meist auf kargen, sauren Böden, also in Nadelwäldern und auf Heiden, an. Sie klettern aber durchaus auch ins Gebirge und sind in 1600–1700 Höhenmetern keine Seltenheit.

Zunächst sammeln wir Heidelbeerblätter bzw. die ganzen jungen Triebe im Mai-Juni, jedenfalls noch vor dem Fruchtansatz. Diese Triebe mit den zarten Blättern werden getrocknet.

☕ Für die Teezubereitung wird 1 EL zerkleinerter Triebe auf 1 Tasse Wasser kochend gebrüht, 2–3 Minuten zugedeckt ziehen lassen.
Heidelbeerblättertee ist zum Gurgeln bei Mundschleimhautentzündung und Rachenkatarrh empfehlenswert. Pro Tag mindestens drei Tassen getrunken, hilft er bei Harnröhrenkatarrh und Blasenschlaffheit. Vor allem aber ist er eine ideale Hilfe für jene, die zur Zuckerkrankheit neigen. Eine Drei-Wochen-Kur mit Heidelbeerblättertee kann sehr wohl helfen, Ihre Zuckerwerte zu senken.
Aber bitte wieder die ausdrückliche Ermahnung: Wenn Sie bereits Zuckerpatient sind und Medikamente nehmen, nur nach Absprache mit Ihrem Hausarzt diesen Tee trinken!

Jetzt machen wir einen großen Sprung über den Sommer und landen bei den mittlerweile gereiften Heidelbeerfrüchten. Leider ist bei uns, auch wenn im Frühling viele Blüten die Sträucher zieren, die Ernte nicht so üppig. Aber Heidelbeeren sammeln lohnt auf jeden Fall. Sie sind gesund und schmecken köstlich!
Allgemein ist zu den Wildbeeren – also Erd-, Heidel-, Him-, Brom- und Preiselbeeren – anzumerken, daß sie, frisch und roh gegessen, Wasserdepots in unserem Körper abbauen und entwässern helfen.

Heidelbeere (Vaccinium myrtillus)

Doch zurück zu den Heidelbeeren. Sie enthalten etliche Gerbstoffe und Fruchtsäuren. In der Volksmedizin sind deshalb getrocknete Heidelbeeren bei Durchfall ein sehr bekanntes und bewährtes Heilmittel. Die Gerbsäure wirkt auf den Magen-Darm-Trakt beruhigend und entzündungshemmend. 8–10 Stück getrocknete Heidelbeeren, halbstündlich feinst zerkaut und gut eingespeichelt, können einem Durchfall bald Einhalt gebieten. Frisch gegessen, regen Heidelbeeren wegen ihres hohen Anteils an Ballaststoffen (Fruchthaut und kleinste Körnchen) die Verdauung an.

Daß Heidelbeeren auf unserem Speiseplan sehr willkommen sind, brauche ich wohl nicht besonders zu betonen: Köstliche Heidelbeerkuchen, -strudel, -palatschinken, -kompott, -marmelade, -saft, Heidelbeeren mit Joghurt oder Schlagobers usw. sind wahre Köstlichkeiten!

Daß man von Heidelbeeren auch gut aufgelegt werden kann, beweist mein folgendes Rezept: Nehmen Sie eine etwas weithalsige 1-l-Flasche, und füllen Sie diese mit $1/4$ l Heidelbeeren, $1/4$ l Zucker und $1/4$ l 38%igem Rum. Gut verschließen und durchschütteln! Dann stellen Sie die Flasche in die Sonne und schütteln sie täglich etliche Male durch, damit sich der Zucker gut auflöst. Ist es soweit, lassen Sie die Flasche noch 10–14 Tage in der Wärme stehen und stellen Sie sie dann in den Keller. So um die Weihnachtszeit können Sie mit der Verkostung beginnen. Je länger dieser Likör reift, desto runder und köstlicher wird der Geschmack. Die Beeren werden mitserviert, können aber auch Fruchtsalaten etc. beigegeben werden. Aber Vorsicht: sie sind „hochalkoholisch"!

Himbeere (Rubus idaeus)

An lichten Waldstellen oder dort, wo großflächige Holzschlägerungen vorgenommen wurden, finden wir bald die hohen Ruten der Himbeere, welche sich dann, nach zweijähriger Vegetationszeit, zum sogenannten „Himbeerschlag" ausbreiten. Die in der Volksmedizin geschätzten Himbeerblätter werden im späten Frühjahr, solange sie noch jung, aber doch bereits voll entwickelt sind, geerntet.

Himbeerblätter werden getrocknet und als Heiltee verwendet: 1 TL auf 1 Tasse kochend gebrüht, 3–5 Minuten ziehen lassen. Himbeerblättertee wirkt blutreinigend, ist somit bei Gicht und Rheuma ein Helfer. Er stärkt unsere Abwehrkräfte und fördert, heiß getrunken, bei Grippe das Schwitzen. Damit hilft er, Schadstoffe auszuscheiden. Leidet man unter Entzündungen im Mundbereich, empfehlen sich Spülungen mit Himbeerblättertee. Bei unreiner Haut, gereizten entzündeten Stellen sind lauwarme Waschungen oder Kompressen mit Himbeerblättertee ebenfalls gut. Will man sich einen Naturteevorrat anlegen, werden auch Himbeerblüten gepflückt und getrocknet. 1 EL Himbeerblätter und Blütengemisch auf eine Tasse, kochend gebrüht, 5 Minuten ziehen lassen, etwas Zitrone und Honig dazu, und Sie erhalten einen wohlschmeckenden, erfrischenden Naturtee!

Bei gutem Sommerwetter können wir auch noch mit einer reichen Himbeerernte rechnen. Himbeeren sind sehr empfindlich und sollten sofort nach dem Pflücken verbraucht oder verarbeitet werden. Es bilden sich sehr rasch „Schimmelnester"! Um ganz ehrlich zu sein: Wenn ich Himbeeren pflücke, esse ich die schönsten Beeren gleich von der Staude! Ein Hochgenuß und, wie schon beschrieben, sehr gesund!

Die aromatischen Himbeeren lassen sich in der Küche vielseitig verwenden: Biskuitroulade, gefüllt mit Schlagobers und Himbeeren, Obstkuchen, Bowle, Saft oder Himbeermarmelade. Wenn Sie 2 Teile Rote Johannisbeeren und 1 Teil Himbeeren zu Marmelade mischen, schmeckt auch dies ganz köstlich.

Alle Beeren lassen sich gut einfrieren. Oder aber Sie kochen sie mit wenig Zucker auf, passieren dann und frieren das so gewonnene Fruchtmark ein. Als Beigabe zu Puddings, Cremes usw. gut zu verwenden!

Brombeere (Rubus fruticosus)

Die Brombeere ist oft an Waldrändern, Wegböschungen und Waldlichtungen anzutreffen. Sie treibt im Frühling sehr rasch wachsende Ranken, die sich aber nicht nur mit Blättern und Blüten schmücken, sondern auch mit kräftigen Stacheln versehen sind. An nicht wenigen Kratzwunden sind bei Spaziergängen im Wald die stacheligen Brombeerranken schuld!

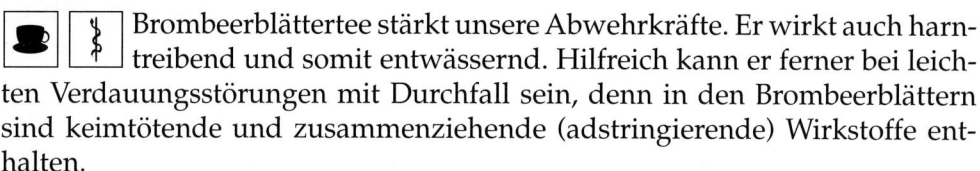

Aber die Brombeerblätter enthalten heilkräftige Stoffe, und so hat die Ranke auch ihre guten Seiten. Man erntet die Blätter fast zeitgleich wie die Himbeerblätter; der Tee wird ebenso zubereitet.

Brombeerblättertee stärkt unsere Abwehrkräfte. Er wirkt auch harntreibend und somit entwässernd. Hilfreich kann er ferner bei leichten Verdauungsstörungen mit Durchfall sein, denn in den Brombeerblättern sind keimtötende und zusammenziehende (adstringierende) Wirkstoffe enthalten.

Tee aus getrockneten Brombeerblättern kann auch als Naturtee getrunken werden und schmeckt sehr aromatisch. 1 TL auf 1 Tasse, kochend brühen, 5 Minuten ziehen lassen.

Als guten Badezusatz für etwas unreine Haut nehmen Sie zwei Handvoll frische Brombeerblätter, köcheln diese in $1/2$ l Wasser ca. 10 Minuten, lassen dann noch ziehen, seihen ab und gießen diesen Auszug ins Badewasser.

Für die Ernte von Brombeeren ist unbedingt ein langer, sonniger Herbst notwendig. Aber reife Brombeeren schmecken ganz ausgezeichnet und lassen sich auch zu verschiedenen Süßspeisen gut verwenden.

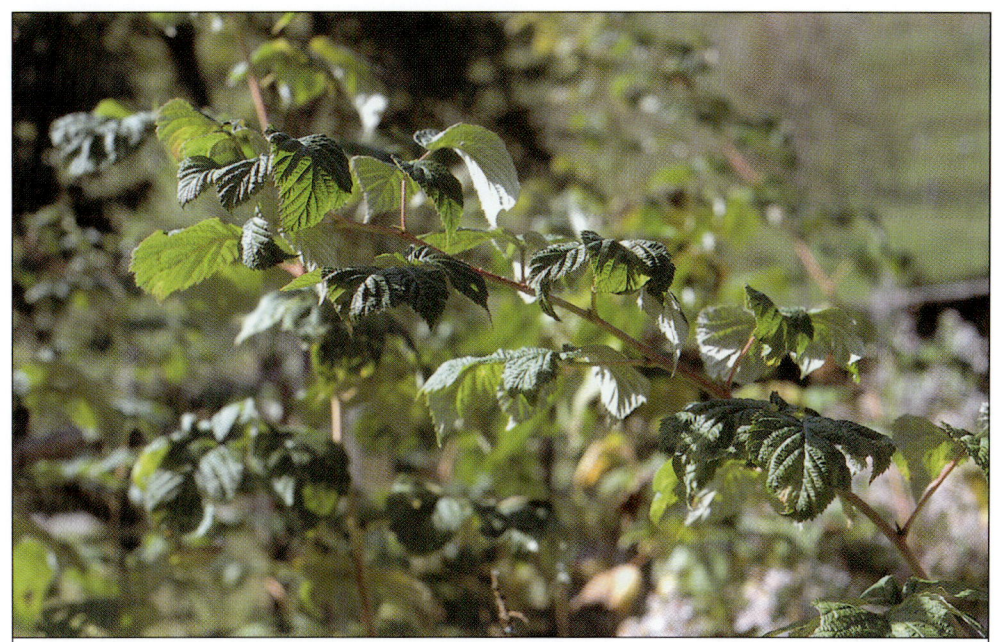

Himbeerrute

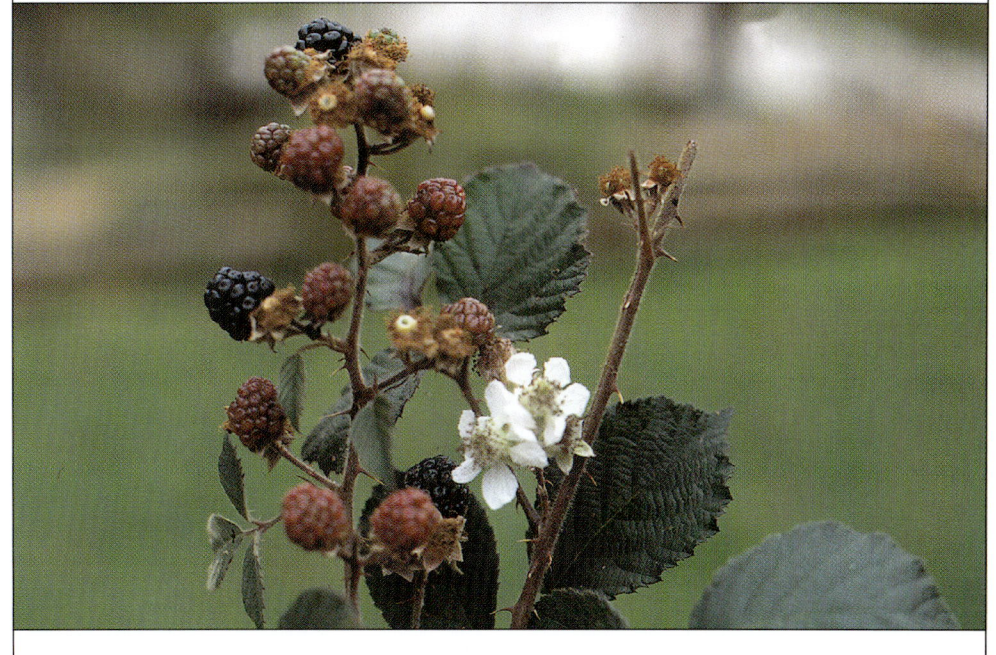

Brombeere

Holunder (Sambucus nigra)

„Wenn du an einem Hollerbusch vorbeigehst, ziehe den Hut!" – sosehr hat man früher den Holunder geschätzt und ihm diese Ehrerbietung zuerkannt. Ein Holunderbusch mit seinen Blättern, Blüten und Früchten wird nach wie vor in der Volksmedizin hochgeachtet.

Zunächst treibt der Holler seine Blätter aus; diese werden gleich im Frühling gesammelt und getrocknet. Holunderblättertee stärkt unser Immunsystem und kann auch etwas stärker dosiert werden; etwa 2 TL pro Tasse, heiß brühen, etwa 5–8 Minuten zugedeckt ziehen lassen.

Alsbald schmückt sich der Hollerbusch mit wunderschönen, großen, zartgelben Blütendolden. Sie verströmen einen unverwechselbaren, eigenartigen Duft. Ein Erlebnis der besonderen Art ist es, wenn Sie sich beim Optiker eine ganz einfache Taschenlupe mit 3,5facher Vergrößerung kaufen. Betrachten Sie damit kleine Blüten in der Natur, also nun die Hollerblüten im Detail. Jede der vielen kleinen Blüten trägt aufragende Staubgefäße, und auch nur ein Teil der Blütendolde sieht unter der Lupe wie ein Spitzenkunstwerk aus!

Die frisch geernteten Blütendolden werden gerne in der Küche verwendet, und zwar als „Hollerstrauben":
Man bereite einen nicht zu dünnen Palatschinken-(Pfannkuchen-)Teig, tauche die Blütendolden darin ein und backe sie in nicht zu heißem Fett goldgelb. Etwas angezuckert heiß zu Tisch bringen!

Auch können die frischen Blütendolden zu einem recht bekömmlichen Saftkonzentrat verarbeitet werden:
2 kg Zucker werden mit 2 l Wasser gut aufgekocht. Ist die Flüssigkeit überkühlt, lösen Sie darin 50 g Zitronensäure auf und lassen Sie alles erkalten. Unterdessen legen Sie in einen entsprechenden Topf (ein Gefäß, in welchem Sie Marmelade einkochen, oder in einen Bowletopf) 15 große, vollerblühte, frisch gepflückte Hollerblütendolden und übergießen diese mit der Flüssigkeit. Zudecken und 24 Stunden stehen lassen. Kleinere Glasflaschen ($1/4$ l bzw. $1/2$ l)

Holunder *(Sambucus nigra)*

vorbereiten. Die Blüten aus der Flüssigkeit nehmen, kalt abfüllen und verschließen. Im Keller kühl lagern. Bei Gebrauch nach Geschmack mit Wasser verdünnen.

Da ein Holunderbusch auch eine Fülle von Blütendolden bringt, sollten Sie Hollerblüten trocknen:
Wir schneiden den starken Mittelstengel heraus; die übrigen, feineren Ästchen werden mitgetrocknet.

Dieser Tee wird gebrüht – 1 TL pro Tasse, 5 Minuten ziehen lassen. Er zeichnet sich durch ein feines Aroma aus. Lauwarm getrunken, dient er als Vorbeugung in Grippezeiten oder als Naturtee einfach zum Genuß. Sie können auch etwas Zitronensaft und Honig beigeben.

Sollten sich jedoch bereits eine Verkühlung oder Grippe abzeichnen, versuchen Sie folgendes: Wärmen Sie Ihr Bett mit einer Wärmeflasche an. Nehmen Sie ein ansteigendes Vollbad (Badewasser mittlere Temperatur, Heißwasserzufluß bis ca. 39° C), und trinken Sie dabei mindestens zwei Tassen ganz heißen Hollertee. Gut abtrocknen, in gewärmte Nachtwäsche schlüpfen, rasch ins Bett, gut zudecken und nachschwitzen!
Bedenken Sie bitte, daß beim Schwitzen über die Haut Schadstoffe ausgeschieden werden. Deshalb ist es wichtig, den Körper nachher rasch mit einem feuchten, warmen Waschlappen zu reinigen und die Nacht- und Bettwäsche zu wechseln.

Im Herbst reifen die Hollerbeeren, und diese werden in der Küche in verschiedener Form verwendet. Da entsteht einmal sehr guter Hollersaft im Dampfentsafter – dieser ist ebenfalls in Grippezeiten gefragt. Dann gibt es Hollerlikör, Hollermarmelade und, in meiner Heimat, den „Hollerpfiff". Das ist eine Art Kompott: Es werden die Beeren mit Apfelstückchen, entkernten Zwetschken, einigen Gewürznelken, einem Stück Zimtrinde und Zucker in nicht allzuviel Wasser weichgekocht. Inzwischen verrühren Sie $1/2$ Säckchen Vanillepudding mit $1/4$ l Milch und gießen dieses Gemisch in das kochende Kompott. Noch einmal aufkochen lassen und den „Hollerpfiff" lauwarm oder kalt zu Grießschmarrn servieren. Er ist aber auch nur als Kompott empfehlenswert!
Hollerbeeren lassen sich ganz gut einfrieren; so können Sie auch im Winter diese Spezialität zubereiten.

Weiße Taubnessel *(Lamium album)*

Die „sanfte" Schwester der Brennessel ist die Taubnessel. Sie „brennt" nicht, und wir treffen an Weg- und Acker-, Wald- und Wiesenrändern recht häufig die rötlich-lila und weißblühende Taubnessel an.
Haben Sie sich schon eine Lupe angeschafft? Ein Blick in den „Rachen" einer lila Taubnesselblüte ist wunderschön!

In der Volksmedizin ist aber die weiße Taubnessel gefragt. Gesammelt wird der gesamte obere Pflanzenteil, auf dem sich Blüten zeigen. Das Trocknen dauert in diesem Fall etwas länger, da es sich um einen kompakten Pflanzenteil handelt. Dünn auflegen, Wenden nicht vergessen!

☕ Man nehme 1 EL zerkleinertes, getrocknetes Kraut auf 1 Tasse. Kochend brühen, 5–8 Minuten ziehen lassen.

Taubnesseltee kann bei Nieren- und Blasenleiden, z.B. Harnstau, sehr hilfreich sein. Bei Krampfadernbeschwerden über den Tag schluckweise getrunken, wirkt er schmerzlindernd. Auch bei Unterleibskrämpfen ist er angezeigt.
Taubnesseltee mit etwas Honig vor dem Schlafengehen getrunken, beruhigt und kann Ihren Schlaf verbessern.
Frische weiße Taubnesselblüten, in kalt gepreßtem Öl angesetzt, ergeben ein gutes Mittel, um Hämorrhoidenschmerzen durch Einölen zu lindern.

Ehrenpreis (Veronica officinalis)

Eine recht unscheinbare, aber bei genauerem Hinsehen mit wunderhübschen kleinen blauen Blüten geschmückte Pflanze wächst und blüht bis in den Sommer hinein auf Magerweiden, Wald- und Wiesenrändern – der Ehrenpreis. Er wird bis zu ca. 30 cm hoch; die Stengel sind meist kriechend, etwas behaart und an der Spitze aufgerichtet. Dort bilden die blauen, manchmal auch lila Blüten (die noch etwas dunkler geädert sind) eine aufstehende Blütentraube. Die Blätter sind oval, der Rand gesägt und paarweise angeordnet. Im Volksmund wird der Ehrenpreis auch „Männertreu" genannt. Warum Männertreu? Wenn man Ehrenpreis pflückt und in die Vase stellt, fallen binnen kürzester Zeit die hübschen Blüten ab. Aber so eine kurze Zeit der Treue möchte ich den Männern wirklich nicht unterstellen…!

In der Volksmedizin wird die gesamte Pflanze während der Blütezeit gesammelt, getrocknet und zu Tee verwendet. Ein schwacher TL zerkleinerter Ehrenpreis auf 1 Tasse, heiß gebrüht, 5–8 Minuten ziehen lassen.

Ehrenpreistee kann Patienten mit juckenden Hautleiden zum Trinken und auch lauwarm zu Waschungen empfohlen werden. Auch zur Wundreinigung ist er gut geeignet. Er reinigt das Blut und ist daher eben für Hautprobleme zur Reinigung von innen her wirksam.

Es ist gewiß hinlänglich bekannt, daß viele Hautprobleme durch bestimmte Nahrungsmittel entstehen; diesbezüglich sollte man sich selbst genau beobachten. Scharf gewürzte Speisen, viel Senf (Mostrich), viel Schokolade usw. können unserer Haut Probleme bereiten. Eine schlechte Verdauung ist ebenfalls oft der Grund dafür.

Und so komisch es klingen mag: übermäßiges Waschen, Duschen und Baden mit diversen „Pflegeprodukten" strapaziert die Haut und greift den natürlichen Säureschutz an. Heutzutage kommen schon kosmetische „Kinderpflegeserien" auf den Markt. Man sollte in diesen Belangen sehr kritisch sein und auf gute, einfache Seife und Wasser nicht vergessen!

Ehrenpreis *(Veronica officinalis)*

Ehrenpreistee schafft es auch – bei entsprechender Kalorieneinschränkung –, unseren Cholesterinspiegel zu senken.

🍴 Kühler Ehrenpreistee mit ein wenig Zitrone und Honig ist ein durstlöschender, anregender Sommertee. Wie Sie sehen, haben auch kleine Pflanzen große Wirkungen…

Spitzwegerich (Plantago lanceolata)

Eine Pflanze, die auf fast allen trockenen Wiesen anzutreffen ist – mit schönen grünen lanzettartigen Blättern und einer beinah schwarzen, dann braunen „Blütenspitze", an der in Vollblüte schöne gelbe lange Staubgefäße sichtbar werden. Spitzwegerichblätter werden gesammelt, wenn die Blütenspitzen gerade anfangen, die Staubgefäße zu zeigen. Spitzwegerich hat eine sehr lange Vegetationszeit; man kann sagen: vom Mai bis September, denn er wächst nach jedem Grasschnitt nach.

Zum Sammeln des Trockenvorrates ist die Zeit von Juni bis August empfehlenswert. Bitte sammeln Sie Spitzwegerich nur an sonnigen Tagen! Die Blätter müssen ganz abgetrocknet sein. Legen Sie diese dann ganz dünn zum Trocknen auf, wenden Sie zwei- bis dreimal – und sollten, trotz aller Vorsicht, ein paar Blätter mit dunklen Flecken dabei sein, diese bitte aussortieren! So problemlos sich Spitzwegerich sammeln läßt: beim Trocknen ist Vorsicht geboten.

Spitzwegerichtee ist vor allem ein ganz hervorragender Hustentee, den man ohneweiters auch Kindern verabreichen kann, denn er hat fast keinen Eigengeschmack. Er wirkt schleimlösend, hustenreizlindernd und bakterienhemmend. Also ein idealer Helfer bei allen Erkrankungen der Atemwege!
Man brühe 1 EL etwas zerkleinerte, getrocknete Spitzwegerichblätter auf 1 Tasse und lasse 8–10 Minuten ziehen. Es kann mit etwas Honig gesüßt werden.

Nachdem uns aber auch frische Blätter sehr hilfreich zur Seite stehen, pflücken Sie diese, solange der Spitzwegerich grünt.

Ein rasch zubereiteter und auch sehr wirkungsvoller Hustensirup ist: Nehmen Sie zwei bis drei Handvoll frische Spitzwegerichblätter, setzen Sie diese mit wenig Wasser auf, und lassen Sie sie dann zugedeckt etwa 10 Minuten köcheln. Hierauf überkühlen, und seihen Sie die gewonnene Flüssigkeit ab. Diese wird lauwarm mit gleichschwer Honig gut verrührt, in ein verschließbares Glas gefüllt und im Keller aufbewahrt.

Spitzwegerich *(Plantago lanceolata)*

Auch bei jedem Insektenstich sind frische Spitzwegerichblätter, etwas zerdrückt, eine rasche Hilfe. Da sie ein sehr wirksames Antibiotikum enthalten, werden sie auch auf schlecht heilende Wunden gelegt.
Werden Ihnen nach einem langen Fußmarsch „die Füße zu groß bzw. die Schuhe zu klein", sehen Sie sich raschest nach Spitz- oder Breitwegerichblättern (denn letztere sind sogar in Stadtparks zu finden) um. Brechen Sie den harten Stengelteil ab, zerknüllen Sie die Blätter in der Hand, und legen Sie diese dann auf die Haut. Socken oder Strumpf vorsichtig wieder darüberziehen. Sie werden staunen: Die Blätter kühlen angenehm, und der Fuß schwillt rasch ab!
Dieselbe Vorgangsweise mit zerdrückten, zerknüllten frischen Spitzwegerichblättern ist bei Venenschmerzen, Venenentzündungen und Venenstau eine wirkungsvolle Hilfe. Falls Sie in unmittelbarer Nähe Spitzwegerich zur Verfügung und mit Ihren Venen Schwierigkeiten haben, beugen Sie vor und gönnen Sie Ihren etwas hochgelagerten Beinen mit Spitzwegerichblattauflage eine Ruhepause. Sie können so vielleicht manche Akutphase verhindern!

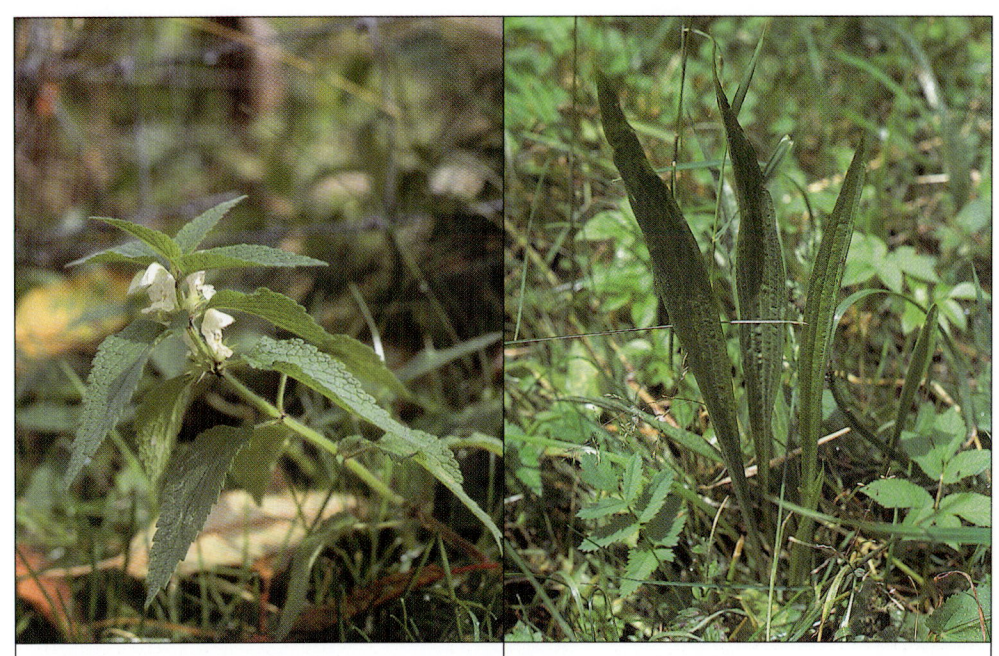

Weiße Taubnessel | *Spitzwegerich*

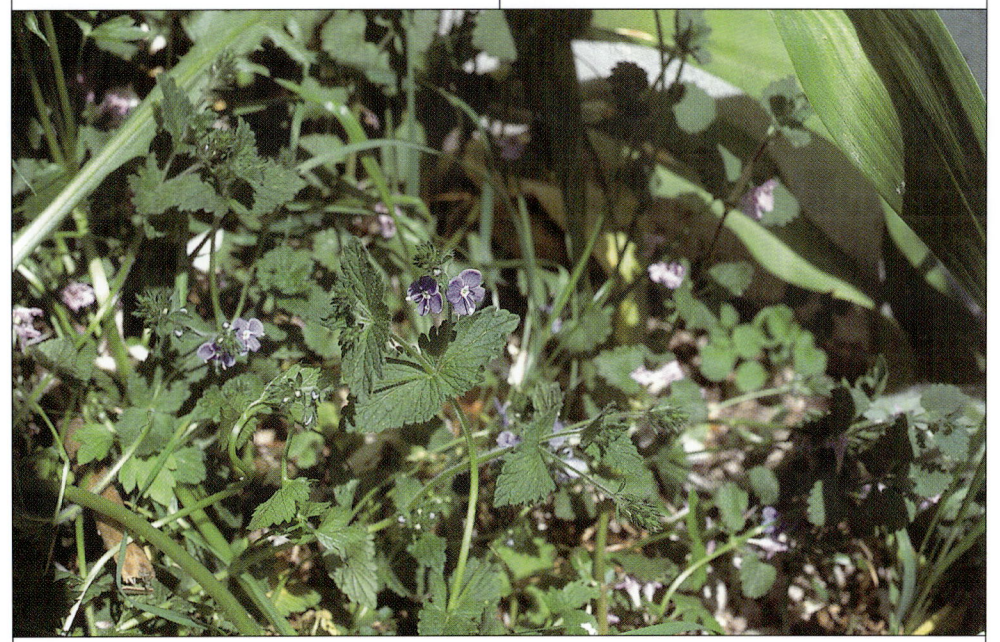

Ehrenpreis

Schöllkraut (Chelidonium majus)

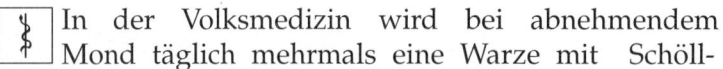

Das Schöllkraut gehört zur Familie der Mohngewächse, und die manchmal etwas behaarten, kräftigen Stengel mit Seitenästen können bis zu 80 cm hoch werden. Die grünen Blätter sind breit gefiedert. Die gelben Blüten zieren die Pflanze einzeln oder in Dolden.

„Warzenkraut" ist wohl die bekanntere Bezeichnung für diese völlig anspruchslose Pflanze. Sie wächst gerne an Mauern, Schuttstellen und Zäunen. Ihre leuchtend gelben Blüten erfreuen uns vom Frühling bis in den Herbst. Alle ihre Teile enthalten einen orangegelben Milchsaft, welcher ätzend wirkt. Diese Eigenschaft hat wohl auch das Schöllkraut zum „Warzenkraut" gemacht!

In der Volksmedizin wird bei abnehmendem Mond täglich mehrmals eine Warze mit Schöllkrautsaft betupft, worauf diese eintrocknet. In vielen Fällen werden Warzen so zum Verschwinden gebracht.
Nicht unerwähnt möchte ich zu diesem Thema das „Warzenabbeten" lassen. Dies ist vielleicht die ältere Form, Warzen loszuwerden. Diese Volksheilkunst ist bis in unsere Zeit lebendig geblieben und hat nach wie vor Gültigkeit.

Für die Teezubereitung wird das ganze Kraut verwendet. Als Vorrat zum Trocknen sammelt man dieses am besten im Frühsommer.
Da Schöllkraut auch frisch verwendet werden kann, steht es praktisch von Mai bis September zur Verfügung.
1 TL getrocknetes, zerkleinertes Kraut bzw. 1 EL frisches Kraut auf 1 Tasse, kochend brühen und 8–10 Minuten ziehen lassen.

Schöllkrauttee ist sehr wirksam bei Leber- und Gallenleiden. Wirkstoffe der Pflanze erleichtern den Abfluß der Galle und wirken beruhigend. Sie unterstützen aber auch unsere Leberfunktion, und dadurch wird unser Körper bestens entgiftet.
Damit ist auch eine blutreinigende und blutbildende Wirkung gegeben. Somit ist das Schöllkraut sicher ein vorbeugender Helfer, wenn man auch als „Gesunder" ab und zu eine Tasse trinkt.
Zur Erinnerung – bei bereits bestehenden Beschwerden: Eine Teekur sollte drei Wochen mit täglich mindestens drei Tassen durchgeführt werden. Am besten mit Absprache des Hausarztes!

Linde

Sommerlinde *(Tilia grandiflora)*
Winterlinde *(Tilia parvifolia)*

Für Sie ist es völlig gleichgültig, auf welche Art von Linde Sie zugehen. Eine Linde ist – so sie genügend Platz hat – immer ein schöner Anblick. Lindenbäume werden sehr alt und haben somit ein mächtiges Blätterdach.

Und in den Blättern liegt auch der Unterschied zwischen Sommer- und Winterlinde. Erstere hat größere, hellere und weichere Blätter, letztere kleinere, dunklere und etwas kompaktere. Die wirksamen Heilstoffe sind bei beiden Lindenarten in den Blüten enthalten, und Lindenblütentee ist wohl eines der volkstümlichsten Heilmittel in Grippezeiten.
Ernten sollten Sie die Lindenblüten knapp nach dem Öffnen der Blütenknospen, denn dann ist der Gehalt an Wirkstoffen am größten. Wir pflücken die kleine, erblühte, ganze Doldentraube samt dem am Stengelchen haftenden Deckblatt und trocknen luftig unter mehrmaligem Wenden.

In Verkühlungs- und Grippezeiten kann Lindenblütentee, welcher sehr gut schmeckt, vorbeugend als Naturtee getrunken werden. 1 TL etwas zerkleinerter Doldentrauben auf 1 Tasse Wasser, kochend brühen, zugedeckt 5 Minuten ziehen lassen.
Haben Sie bereits einen grippalen Infekt, trinken Sie ein bis zwei große Tassen ganz heißen Lindenblütentee, nehmen gleichzeitig ein heißes Fußbad und begeben sich dann ins vorgewärmte Bett zum Schwitzen.
Bei Herzbeschwerden sollten Sie vorsichtig sein, denn so eine „Schwitzkur" ist doch sehr anstrengend!
Lindenblütentee, in normaler Trinktemperatur genossen, wirkt auch entschlackend, stoffwechselanregend und magenstärkend.

Sollten Sie mehr Lindenblüten gesammelt haben, als Sie verbrauchen konnten, ist ein Lindenblütenbad für nervöse Leute sehr wohltuend. Aus zwei Handvoll Lindenblüten 1–2 l starken Tee aufbrühen, gut ziehen lassen und dann in ein angenehm temperiertes, ja nicht zu heißes (!) Bad gießen.

Linde

Sommerlinde (Tilia grandiflora)
Winterlinde (Tilia parvifolia)

Sitzt man unter einem blühenden Lindenbaum, und die Sonne steht hoch am Himmel, kann man nicht nur den herrlichen Duft einatmen, sondern auch das Summkonzert hunderter Bienen hören, die den Lindenbaum besuchen. Dann gibt es köstlichen Lindenhonig – eine Spezialität unserer heimischen Imker!

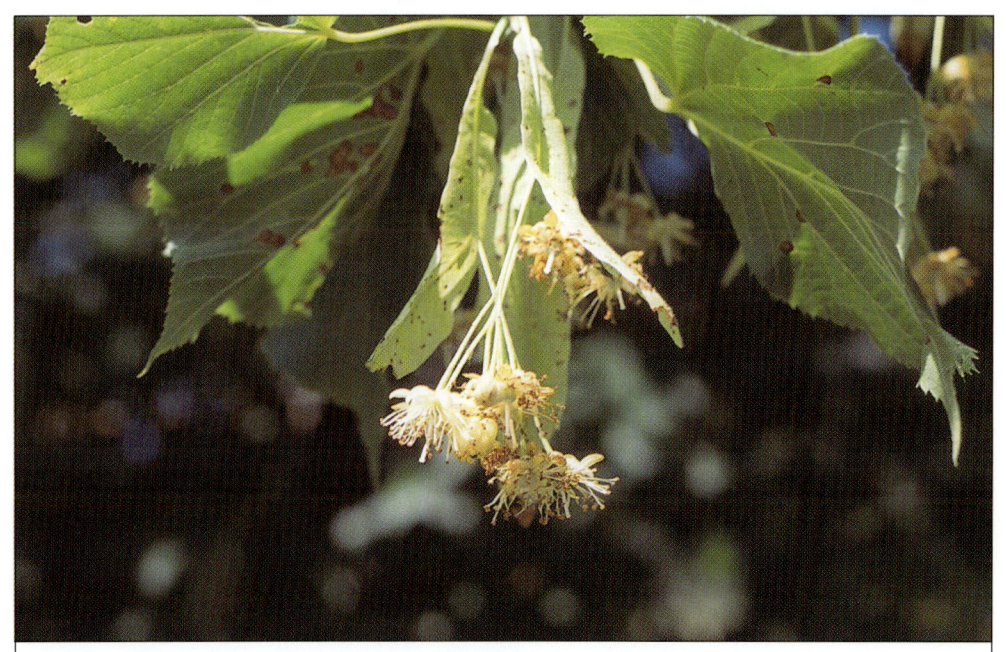

Lindenblüten

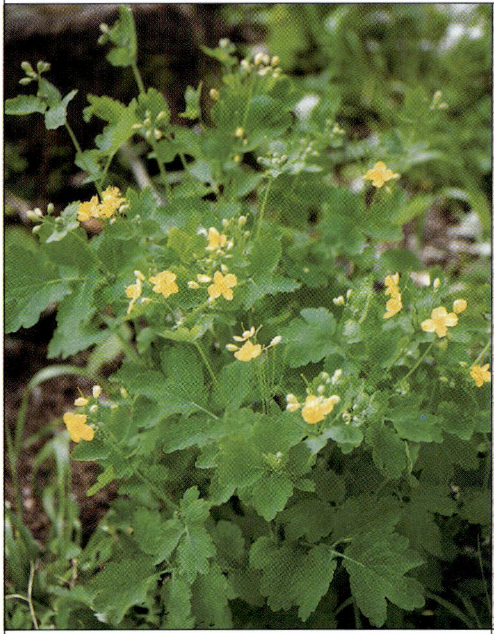

Schöllkraut 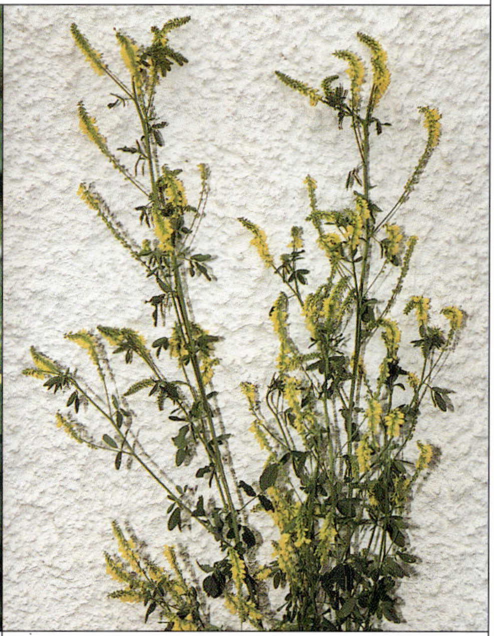 *Echter Steinklee*

Echter Steinklee (Melilotus officinalis)

Wenn Sie an Straßenrändern, Bahndämmen, auf Schutthalden oder trockenen Grasplätzen bis zu einem Meter hohe, mit vielen gelben, traubenförmigen Schmetterlingsblüten versehene Stauden finden, die an Sonnentagen einen sehr intensiven Duft ausströmen – das ist der Steinklee. Auf sehr starken, aufsteigenden und verzweigten Stengeln sind die grünen, kleeförmigen Blätter angeordnet, und dann krönen eben die duftenden Blütentrauben die Pflanze.

Der Steinklee ist für mich ein erprobtes, wirkungsvolles und völlig natürliches Mottenmittel. Sobald er blüht (meistens im Juni), schneide ich etliche Sträuße ab, verteile dann das staudige Kraut auf Kästen, in Abstellräumen, auf Dachböden – einfach überall dort, wo sich Motten ansiedeln könnten. Der Geruch ist bei diesen Schädlingen nicht beliebt. Die Stauden bleiben bis zur nächsten Ernte liegen, und so können Sie recht gut chemischen Produkten ausweichen.

Frischer Steinklee, und zwar sinnvoller Weise ca. 30 cm der oberen Pflanze, kleingeschnitten, wird in der Volksmedizin auf Geschwülste, Schwellungen und Beulen aufgelegt. Das wirkt entspannend und erweichend. Getrockneter Steinklee – ebenfalls wieder der blühende, obere Pflanzenteil – eignet sich gut zur Füllung eines Kräuterkissens. Dieses ganz leicht anwärmen – dadurch entfalten sich die Wirkstoffe. Bei Drüsenschwellung, Gelenksschwellung oder Rheuma auflegen.

In der Heilkräuterkunde wird dem Steinkleetee eine gute Wirkung bei Krampfadern und Wechselbeschwerden zugeordnet. Nachdem Steinklee aber eines der wenigen Kräuter ist, bei dem auch unangenehme Nebenwirkungen (Kopfschmerz, Schwindel) auftreten können, versuchen Sie ein anderes Kraut aus diesem Buch. Sollten Sie diesbezüglich jedoch keinerlei Probleme, sondern nur Erfolge mit Steinkleetee gehabt haben, soll er auch weiterhin in Ihrer Kräutersammlung vertreten bleiben!

Walnußbaum (Juglans regia)

Viele Nußbäume haben ihre Existenz den Eichhörnchen zu verdanken. Denn die legen im Herbst in der Erde zum Teil einen Vorrat an, und dieser wird nicht immer wiedergefunden oder aufgebraucht. Auf diese Weise sprießt und wächst so mancher Nußbaum.

Ein schöner alter Brauch ist es, bei der Geburt eines Kindes einen Nußbaum zu pflanzen. Und wenn Sie bereits einen Nußbaum haben – nicht nur die Nüsse sind zum Sammeln! Auch die Blätter, im Frühjahr gepflückt, sind in der Volksmedizin gute Helfer.
Frische Nußblätter sind ebenfalls ein wirksames, natürliches Mittel gegen Motten. Sie verströmen einen Geruch, den die Insekten meiden. Früher hat man oft die Babies und Kleinkinder im Wagerl unter einen Nußbaum gestellt, denn dort gibt es kaum Insekten. Aber auch als Sitz- und Eßplatz ist der Nußbaum ein sehr geeigneter Ort.

Für die Teezubereitung werden die Blätter vom Mittelstamm gezupft, frisch oder getrocknet verwendet. 1 EL frische, geschnittene Blätter auf 1 Tasse, kochend gebrüht, 2 Minuten ziehen lassen. 2 TL getrocknete Blätter auf 1 Tasse, kochend gebrüht, und 5 Minuten ziehen lassen.

Nußblättertee kann recht gut bei Lymphdrüsenerkrankungen angewendet werden. Auch wenn die Zuckerwerte bedenklich sind, wird er empfohlen. Dieser Tee wirkt wegen seiner Bitterstoffe auf die Leber ganz besonders stärkend. Er entschlackt, entgiftet und ist auch bei Gicht zu empfehlen. Auch bei Hautproblemen, Ekzemen und Akne können Sie mit Nußblättertee eine innerliche Reinigung und dadurch eine Besserung erreichen: Sie sollten jedoch kurmäßig jeden Tag morgens diesen Tee trinken. Außerdem können Sie mit Nußblättertee Waschungen vornehmen oder ihn als Badezusatz in ein Vollbad geben. Das tut unreiner Haut ebenfalls gut. – Wer unter Fußschweiß leidet, ist mit einem Nußlaubtee-Fußbad gut beraten.

Jetzt haben wir unseren Nußbaum einiger seiner Blätter beraubt, und bald zeigen sich grüne Nüsse. Auch sie enthalten Bitterstoffe und sind ein altbekanntes Magenmittel.

Walnußbaum (Juglans regia)

Ein ganz einfaches Rezept, einen magenfreundlichen, bekömmlichen Nußlikör herzustellen:

Nehmen Sie, je nach Größe, 4–6 grüne Nüsse mit noch weicher Schale. Schneiden Sie diese in dünne Scheiben, und geben Sie sie in eine weithalsige Flasche mit Drehverschluß. Dazu kommen noch 4–6 Gewürznelken und eine kleine Zimtrinde, maximal 200 g Zucker (sollte es aber eine ausgesprochene „Magenmedizin" werden, bitte weniger Zucker verwenden!). Dann wird mit 1 l Ansatzkorn aufgegossen und verschlossen. Bei Raumtemperatur stehen lassen, ab und zu schütteln, damit sich der Zucker gut löst. Nach ca. 4–5 Wochen abseihen und im Keller „nachreifen" lassen.

Mit dem Herbstwind kommt auch die Nußernte, und da beschert uns der schöne brave Nußbaum eine Fülle von Früchten, aus denen wahre Gaumenfreuden zubereitet werden: Nußtorte, Nußkuchen, Nußstrudel und Bäckereien, vor allem zur Weihnachtszeit.

Obwohl meist von Kalorienreduzierung und Gewichtsabnahme geschrieben und gesprochen wird, möchte ich doch erwähnen: Sollten Sie eine Gewichtszunahme anstreben, versuchen Sie die altbekannte Nüssekur. Beginnen Sie mit einer Nuß pro Tag, steigern Sie dann täglich nach Tageszahl die Nüsse – also am 2. Tag 2 Nüsse, am 3. Tag 3 Nüsse usw. bis zum 20. Tag 20 Nüsse. Essen Sie die Nüsse über den Tag verteilt und dann wieder in der Abfolge zurück, also 19, 18, 17 bis 1 Nuß.
Außerdem sind Walnüsse eine ideale Nahrung für das Gehirn. So können wir unser Gedächtnis ein wenig unterstützen. Guten Erfolg!

Johanniskraut *(Hypericum perforatum)*

Das wunderschöne, goldgelb blühende Johanniskraut ist wohl eines der bekanntesten Heilkräuter in der Volksmedizin und wegen seiner vielfältigen Anwendungsformen als Helfer in vieler Not zu bezeichnen.
Es wächst oft, in Flächen stehend, auf trockenen, sonnigen Wiesen, an Wegrändern und Waldlichtungen. Es gibt verschiedene Arten. Aber die Probe, ob es das für Heilzwecke zu verwendende „Tüpfeljohanniskraut" ist, ist recht einfach: Zerreiben Sie zwischen den Fingern einige Blütenblätter. Färben sich dabei Ihre Fingerkuppen rötlich-lila, haben Sie das richtige! Die Färbung entsteht durch die winzigen Öldrüsen in den goldgelben Blütenblättern, und dieses Öl ist eben rötlich.

Johanniskraut wird während der Blüte als ganzes Kraut, am besten mit einer Schere, geschnitten, dann dünn aufgelegt und getrocknet.

Für die Teezubereitung nehmen Sie pro Tasse 1 EL zerschnittenes Kraut. Kochend brühen, zugedeckt ca. 5 Min. ziehen lassen. Am besten vor den Mahlzeiten trinken.

Johanniskrauttee ist der natürlichste Helfer bei allen nervlich bedingten Belastungen und Beschwerden. Er hilft bei depressiver Verstimmung, Streß, Unruhe, Angstzuständen, Erschöpfung, Schlafstörungen usw. Außerdem wirkt er schmerzstillend, krampflösend und adstringierend. Sie können bei Kopfschmerzen, Unterleibskrämpfen, Magenstörung, Blasenschwäche oder Wechselbeschwerden mit Johanniskrauttee durchaus an diese Übel herangehen.

Viel bekannter als der Tee ist das besonders heilkräftige „Johannisöl":

Dazu werden nur die Blütenköpfchen des Johanniskrautes abgezupft, locker in eine dunkle Flasche gegeben, mit gutem, kalt gepreßtem Öl aufgefüllt und verschlossen in die Sonne gestellt. In etwa drei Wochen erhalten Sie durch die Öldrüsen in den Blütenblättern ein rötliches Öl, das filtriert und im Keller kühl aufbewahrt wird. Dieses Öl hilft ausgezeichnet bei allen Schürfwunden und Hautverletzungen. Auch bei schlecht heilenden Wunden: immer die Wundränder mit Johannisöl salben! Rauhe, schmerzende Hände, rissige, spröde Lippen, gereizte Haut bei Sonnenbrand – all das lindert das Johannisöl.

Johanniskraut *(Hypericum perforatum)*

Leiden Sie unter akutem Nervenschmerz, Hexenschuß, einer schmerzhaften Zerrung? Streichen Sie gleich Johannisöl auf die schmerzende Stelle! Sogar bei Bandscheibenproblemen können Sie sich mit sanftem Einmassieren von Johannisöl Erleichterung verschaffen.

Leicht erwärmtes Johannisöl auf ein ebenso warmes Stoff-Fleckerl und dann als Wickel bei Halsschmerzen, Drüsenschwellung und Mandelentzündung auflegen! Auch bei Husten und Bronchitis schafft Einölen mit warmem Johannisöl auf Brust und Rücken Erleichterung.

Sind Sie auch meiner Meinung: Bei so vielen Anwendungsmöglichkeiten sollten Johanniskraut und Johannisöl in keinem Haushalt fehlen!

Arnika (Arnica montana)

Neben dem Johanniskraut ist Arnika wohl eine der volkstümlichsten Heilpflanzen. Nur muß ich ausdrücklich darauf hinweisen, daß die Arnikabestände dramatisch zurückgegangen sind und die Pflanze unter Naturschutz gestellt wurde. Aber daran ist sicher nicht der Heilkräutersammler schuld.
Arnika wächst in alpinen Regionen auf trockenen Wiesen. Diese werden meist nur einmal im Jahr gemäht. Viele von ihnen werden nicht mehr bewirtschaftet, und nach und nach wachsen dort wieder Sträucher und Bäumchen. Somit geht der Arnika ihr ursprünglicher Lebenraum verloren.

Dennoch müssen wir auf die gute Wirkung der Arnikatinktur, die ja das Heilmittel ist, nicht verzichten, denn in Apotheken und Drogerien sind nach wie vor Arnikatinktur, Arnikasalbe und sogar getrocknete Arnikablüten erhältlich. Dazu wird Arnika erwerbsmäßig angebaut.
Als Naturschützer und Hobby-Kräutersammler werden wir statt Arnika die allbekannte Ringelblume verwenden, deren Heilkraft jener der Arnika sehr ähnlich ist.

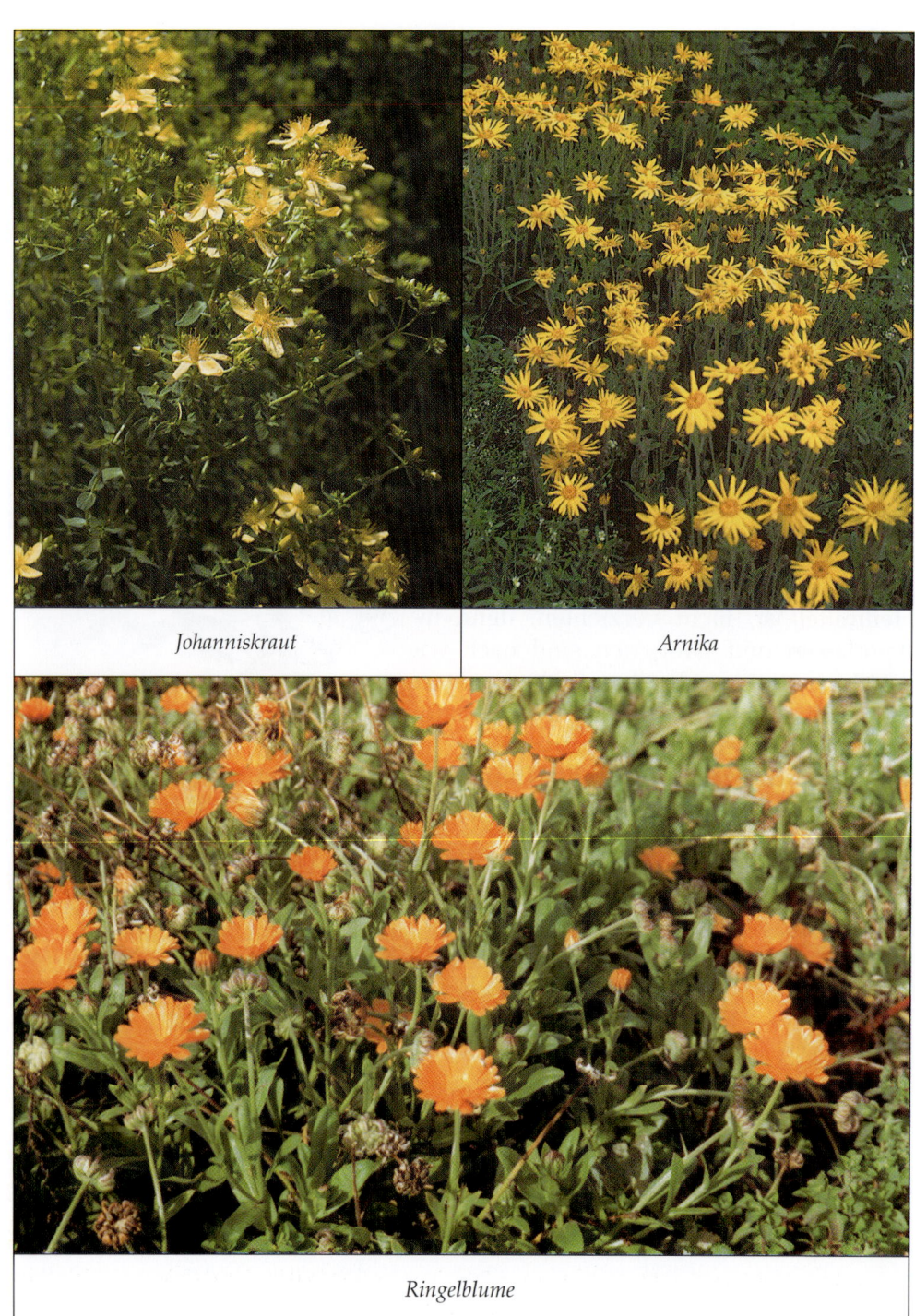

Ringelblume *(Calendula officinalis)*

Wenn Sie in Ihrem Garten Ringelblumen säen, haben Sie sicher im Sommer bereits viele, leuchtend orangegelbe Blütenköpfchen, in denen viel Heilkraft vorhanden ist.
Und für Jungpflanzen im nächsten Jahr wird selbst gesorgt. Es ist fast unmöglich, ständig die vollerblühten Köpfchen abzuzupfen (sie ergeben unsere heilkräftigen Tinkturen, Tee, etc.), und es bilden sich kräftige Samen. Diese fallen aus, und im Frühling sprießt dann die neue Ringelblumengeneration.

Für die Teezubereitung verwenden Sie die vollerblühten Blütenköpfchen mit einem kurzen Stengelteil samt Blättern; das wird getrocknet. Infolge der Kompaktheit der Pflanze dauert der Trockenvorgang mehr als doppelt so lange als bei anderen Kräutern. Bitte mehrmals wenden!

Zu Ringelblumentee nehmen Sie 1 TL zerkleinertes Kraut und Blüten auf 1 Tasse. Kochend brühen, 10 Minuten ziehen lassen, ungesüßt schluckweise trinken.

Wegen seiner Gerb- und Bitterstoffe ist dieser Tee für Leber und Galle sehr wohltuend. Auch wirkt er entzündungshemmend und kann bei Magengeschwüren und Dickdarmentzündung getrunken werden. Außerdem hilft er gegen Durchfall, und wegen seiner blutreinigenden Wirkung können Hautunreinheiten gemildert werden.

Haben Sie zu viele Ringelblumen getrocknet, versuchen Sie's mit einem Ringelblumen-Schönheitsbad. Es regt die Zelltätigkeit an und verschönert die Haut. Allerdings sollten Allergiker darauf verzichten – es könnte zu Hautreizungen kommen.

Ringelblumen-Blütenblätter werden genauso wie Arnika in Alkohol angesetzt und auch verwendet.
Abgezupfte Blütenblätter locker in eine dunkle Flasche füllen, mit Obstschnaps übergießen, verschließen und ca. drei Wochen in die Sonne stellen. Dann filtrieren und im Keller aufbewahren.

Ringelblume *(Calendula officinalis)*

Bei Halsschmerzen, Mandelentzündungen, Entzündungen im Mundbereich und bei Zahnfleischproblemen etwas Alkoholtinktur ins Gurgelwasser und mehrmals am Tage spülen.
Bei Prellungen, Verstauchungen und Blutergüssen sind Umschläge mit verdünnter Ringelblumentinktur sehr hilfreich. Bei Muskelkater können Sie ein wenig von der unverdünnten Tinktur einmassieren.
Eine Öltinktur aus Ringelblumen-Blütenblättern (Zubereitung wie beim Johanniskraut beschrieben) hilft gut bei Venenschmerzen, ebenso bei rheumatischen Muskel- und Gelenkschmerzen und auch bei schlecht heilenden Wunden.

Sehr bekannt und vielfach mit Erfolg erprobt ist die Ringelblumensalbe.
Um ganz ehrlich zu sein: Zum Hausgebrauch habe ich Johannis- oder Ringelblumenöl zur Hand. Und sollte die Ringelblumensalbe notwendig sein, kaufe ich diese in der Apotheke.
Um selber gute Salben herzustellen, habe ich mich bei einer sehr versierten „Kräuterfrau" erkundigt. Sie nimmt ein wenig Lanolin, etwas ausgelassenes Fett vom Schweinsnetz, etwas kalt gepreßtes Olivenöl, etwas Bienenwachs und -honig. Zu diesen Ausgangsstoffen gibt sie, je nachdem, Kräuter, Blüten oder zerkleinerte Wurzeln. Das wäre ja noch alles gut zu schaffen. Aber dann wird die gesamte Mischung zwei Tage lang ins kochende Wasserbad gestellt.
Ja, und da verläßt mich etwas der Mut, und ich vertraue der Apotheke.
Damit sei aber nicht gesagt, daß ich Ihnen abraten möchte, Ihre eigene Salbe zu fabrizieren!

Frauenmantel (Alchemilla vulgaris)

Fast auf allen nicht zu trockenen Talwiesen ist der Frauenmantel anzutreffen, mit ganz besonders (eben wie ein Mantel) geformten Blättern, welche oft kelchartig nach oben wachsen und in denen sich Tau sammelt.
Der Frauenmantel ist ein Rosengewächs, und die kleinen gelbgrünen Blüten, die nur aus Kelchblättern bestehen, bilden reichblütige, aufstehende Trugdolden.

In der Morgensonne beginnen die Tropfen zu glitzern, und die Alchimisten des Mittelalters versuchten daraus Gold zu gewinnen; was aber nicht vom Erfolg gekrönt war.
Sehr wohl lohnt sich jedoch das Sammeln der Frauenmantelblätter während der Blütezeit. Die Blüte ist recht unscheinbar, gelblichgrün. Ein Blick mit der Lupe darauf: eine durchaus sehenswerte Blüte!
Da Frauenmantel auch in Bergregionen bis 1700–1800 Höhenmeter anzutreffen ist, dort jedoch oft schon die Blätter mit silbrigen Härchen bedeckt sind und die Pflanze daher als „Silbermantel" bezeichnet wird, können Sie Frauenmantelblätter lange ernten.

☕ Die Blätter werden getrocknet, für die Teezubereitung etwas zerkleinert. Auf 1 Tasse 1 TL kochend brühen und 5 Minuten ziehen lassen.

⚕ Wie schon der Name sagt, ist Frauenmanteltee vor allem ein guter Helfer bei Frauenleiden. Wer zu Entzündungen im Unterleib neigt, sollte vorbeugend Frauenmanteltee trinken. Bei Regelstörungen und Ausfluß ist dieser Tee ebenfalls zu empfehlen. Während der Schwangerschaft sollte man etwa vier Wochen vor dem Geburtstermin täglich regelmäßig Frauenmanteltee trinken, dann auch nach der Geburt. Er stärkt die inneren Organe und hilft von innen her, die gedehnten Gewebsteile wieder zu festigen.
Er wirkt ferner reinigend und ist auch bei Wechselbeschwerden gut anzuwenden.

🛁 Aus frischen Blättern können Sie einen Kaltauszug (2 Handvoll auf 1–2 l Wasser) herstellen. Diesen dann erwärmen und ins Bad gießen. Das tut schwachen Kindern gut und ist bei Hautunreinheiten zu empfehlen. Regelmäßige Brustwaschungen mit Frauenmanteltee straffen und festigen das Gewebe.

Frauenmantel (Alchemilla vulgaris)

Insektenstiche und kleine Wunden, welche unter Umständen bei Ausflügen zustande kommen, können Sie rasch und problemlos mit Frauenmantelblättern, die zerdrückt und aufgelegt werden, behandeln. Nicht wahr – es ist erstaunlich, welche Heilkräfte in einfachen grünen Blättern stecken!

Hirtentäschel *(Capsella bursa pastoris)*

Sehr oft wird Hirtentäschel als Unkraut bezeichnet. Es wächst auch gerne auf Äckern, an Gartenrändern, sandigen Wegen und auf Schutthalden. Wird eine Ackerfläche nicht mehr genützt, ist dort fast immer eine ganze „Hirtentäschelwiese" anzutreffen.
Hirtentäschel sprießt gleich nach der Schneeschmelze aus dem Boden, bildet alsbald eine 10–40 cm hohe Staude, die mit kleinen, unscheinbaren weißen Blüten blüht und gleichzeitig kleine, grüne Samendreiecke trägt, welche den Hirtentaschen sehr ähnlich sind. Daher auch der Name „Hirtentäschel".

Hirtentäschel ist seit Generationen ein bewährtes Frauenkraut. Es kann vom Frühling bis Sommer gesammelt werden. Man schneide den Stengel samt Samentaschen und Blüten ab und trockne das ganze Kraut.

☕ Für die Teezubereitung nehme man 2 TL zerkleinertes Kraut auf 1 Tasse, brühe heiß und lasse 5–8 Minuten ziehen. Hirtentäscheltee können Sie auch im Kaltauszug zubereiten. Abends das zerkleinerte Kraut mit kaltem Wasser übergießen, zugedeckt bei Raumtemperatur stehen lassen, am Morgen abseihen und nur auf Trinktemperatur erwärmen. Am besten trinken Sie morgens und abends je eine Tasse.

Hirtentäscheltee hat eine blutgerinnungsfördernde Wirkung und wird hauptsächlich bei zu starken Regelblutungen, bei Blutungen nach Geburten und auch bei Nasenbluten getrunken. Bitte in diesen Fällen den Tee kühl trinken!
Wenn Sie ständig unter starker Regelblutung leiden, sollten Sie bereits etwa 14 Tage zuvor täglich eine Tasse Hirtentäscheltee trinken. Außerdem wirkt er gewebestärkend und -festigend, vor allem für die Unterleibsmuskulatur, außerdem bei Wechselbeschwerden. Dann sollten Sie etwa eine Drei-Wochen-Kur mit täglich drei Tassen Tee machen.
Bei starken Wallungen können Arm- oder Fußbäder mit kaltem Hirtentäscheltee etwas Abhilfe schaffen. Dazu kann auch frisches Kraut genommen werden: Zwei Handvoll auf gut zwei Liter Wasser.

Hirtentäschel *(Capsella bursa pastoris)*

Bei Hämorrhoidenblutung empfehlen sich kalte Hirtentäscheltee-Waschungen und Kompressen.

▮ Frisches, zerkleinertes Hirtentäschelkraut, in Alkohol angesetzt, ergibt eine gewebefestigende Tinktur, die Sie nach dem Duschen einmassieren sollten!
Dieser Alkoholauszug ist auch hilfreich bei allen Muskel- und Bänderzerrungen. Täglich mehrmals ein wenig von der Tinktur leicht einmassieren.

Thymian (Thymus serpyllum)

An sonnigen, trockenen Hängen, sandigen Wegböschungen bis hinauf in die Almregionen ist in meiner Heimat der wildwachsende Thymian anzutreffen. Viele duftende, rotblühende Polster sind auf den Almmatten verstreut und im Tal manchmal sogar flächig wachsend. Wird gemäht, liegt ein aromatisch-würziger Duft in der Luft, noch ehe man zum tatsächlichen Thymianbestand kommt.
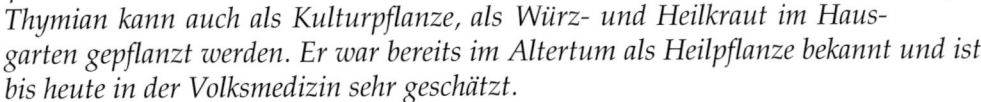
Thymianblüten sind auch bei Insekten sehr beliebt, vor allem aber für die Bienen sind sie eine begehrte Nektarquelle.
Thymian kann auch als Kulturpflanze, als Würz- und Heilkraut im Hausgarten gepflanzt werden. Er war bereits im Altertum als Heilpflanze bekannt und ist bis heute in der Volksmedizin sehr geschätzt.

Thymian wird im Frühsommer, am besten knapp vor der Blüte, gesammelt. Die Wildform wird nicht hoch, etwa 5–10 cm, und so schneide ich das gesamte Kraut mit der Schere ab. Sind teilweise schon Blüten ausgebildet, schadet das auch nicht. Die Hauptwirkstoffe befinden sich in den kleinen Thymianblättern, und diese erntet man samt Stengel. Dann wird getrocknet.

Tee bereiten Sie aus 2 TL Thymian auf 1 Tasse, kochend brühen, 10 Minuten ziehen lassen. Ja nicht aufs Zudecken – wie bei allen Tees – vergessen! Thymian enthält sehr viele ätherische Öle, die sich sonst verflüchtigen würden.

Thymiantee ist Ihnen gewiß auch als Hustentee bekannt. Bei allen Bronchialleiden wird er wegen seiner schleimlösenden und auswurffördernden Wirkung hoch geschätzt. Er wirkt auch krampflösend bei Magen- und Darmbeschwerden. Durch seine antiseptischen Wirkstoffe stärkt er die körpereigenen Abwehrstoffe, wodurch unser Immunsystem gestärkt wird.
Sind Kinder sehr nervös und können sich nicht konzentrieren, ist vielleicht eine Tasse aromatischer Thymiantee mit etwas Honig angebracht.
Bei Hautunreinheiten können Waschungen mit Thymiantee helfen. Auch als Badezusatz bei rheumatischen Beschwerden und zur allgemeinen Kräftigung kann Thymian empfohlen werden.
Viele duftende Kräuterkissen enthalten getrocknetes, aromatisches Thymiankraut.

Als Würzkraut in der Küche wird Thymian ebenfalls geschätzt. Er regt die Verdauungssäfte an und nimmt Blähungen.

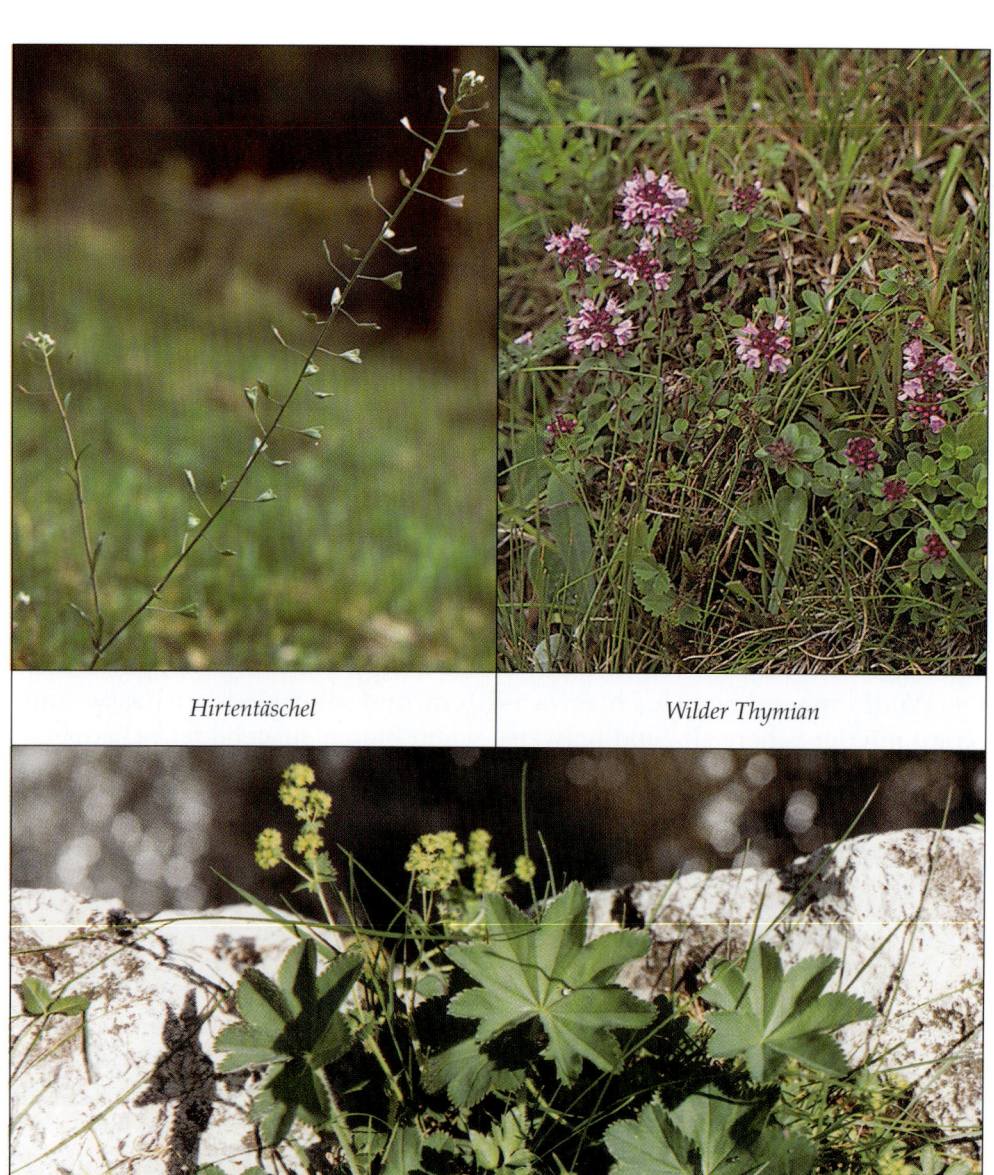

Schafgarbe (Achillea millefolium)

Die Schafgarbe ist eine sehr bekannte und weit verbreitete Pflanze. Ihre bevorzugten Standorte sind Ackerränder, sonnige Wiesen und auch sonnige Berghänge. Sie hat weiß- oder rosagefärbte Trugdoldenblüten, und es würde sich wieder lohnen, sie mit einer Lupe anzuschauen. Nur so zeigt sich dem Betrachter die Schönheit der kleinen Blüten.

Im Frühling werden zuerst die frischen, silbrigen Blättchen als Würzkraut gesammelt. Sie enthalten gesunde Gerb- und Bitterstoffe und werden sparsam zu Kräutertopfen, in Frühlingskräutersuppen und zu Blattsalaten gemischt. Sie verleihen den Speisen einen pikanten Geschmack.

Dann erwarten wir das – egal, ob rosa- oder weißblütige – Kraut. Schafgarbe kann von Juni bis August gesammelt werden. Sie wächst meist in größerer Anzahl, und so haben Sie sehr rasch die nötige Menge geschnitten. Es wird das ganze Kraut, am besten die beiden oberen Drittel samt Blüte, abgeschnitten und getrocknet.

1 TL zerschnittene Schafgarbe wird mit 1 Tasse kochendem Wasser gebrüht; gut 5 Minuten ziehen lassen.
Schafgarbentee wirkt infolge seiner Inhaltsstoffe besonders bei Magenerkrankungen, Gastritis, bei Darm- und Gallenbeschwerden. Die Bitterstoffe regen die Magen- und Gallensaftsekretion an, und daher ist dieser Tee auch bei Leberbeschwerden zu empfehlen, ebenso bei Verdauungsschwäche und Appetitmangel.
Müssen Sie ständig Medikamente nehmen, haben Sie einen Krankenhausaufenthalt mit Narkose hinter sich oder auch nur eine schwere Grippe – trinken Sie eine Zeitlang (zwei bis drei Wochen) Schafgarbentee! Er regt auch die Nieren an, und damit werden Schadstoffe aus dem Körper geschwemmt. Vor allem aber wirkt Schafgarbe in unserem Körperhaushalt auf natürliche Weise und stärkt unsere Abwehrkräfte.
Schafgarbe gehört auch zu den hilfreichen „Frauenkräutern". Schafgarbentee wirkt entzündungshemmend und entkrampfend; er kann innerhalb kurzer Zeit im Beckenbereich wirksam werden. Bei unregelmäßiger Regel oder deren

Schafgarbe *(Achillea millefolium)*

Ausbleiben durch Negativ- oder Streßerlebnisse ist die Schafgarbe ein guter Helfer. Nur: Etwas Vorsicht ist bei außergewöhnlich starken Regelblutungen geboten. Zuerst nur mit einer kleinen Teemenge anfangen!
Schafgarbentee kann auch Wechselbeschwerden mildern – wie Sie sehen, ist Schafgarbe in vielen Nöten hilfreich.

Schon seit dem Altertum weiß man um die wundheilenden Kräfte der Schafgarbe, kommt doch ihr botanischer Name vom griechischen Sagenhelden Achilles, dem die Wundheilkraft des Krautes im Kampf gegen die Trojaner behilflich war. So können auch Sie schlecht heilende Wunden in Schafgarbentee baden oder damit auswaschen. Bei Hautunreinheiten oder Hautausschlag ein heilendes, stärkendes Bad nehmen! Auszug aus etwa 2 Handvoll Schafgarbe auf 1–2 l Wasser, dann dem Badewasser zugießen.
Ebenso ist der Auszug zum Gurgeln bei allen entzündlichen Beschwerden im Mundbereich zu empfehlen.

 Nur die Blütendolden in Alkohol angesetzt, ergibt ein sehr wirksames Einreibemittel bei Kreuz- und Gelenkschmerzen.

Salbei (Salvia officinalis)

Von der Wiese machen wir jetzt einen Sprung in den eigenen Garten. In meinem Gemüsegarten wächst seit Großmutters Zeit ein schon teilweise verholzter, uralter Salbeistock. Jedes Jahr treibt er wieder aus und schenkt uns viele heilkräftige Triebe und Blätter. Im Hochsommer schmückt er sich mit lilarötlichen Blütenständen, die ich gleich nach dem Verblühen abschneide, damit dem Stock nicht zuviel Kraft verlorengeht.

Salbeiblätter oder junge ganze Triebe können während der gesamten Vegetationsperiode frisch verwendet werden. Wollen Sie einen Trockenvorrat anlegen – was sicher sinnvoll wäre –, sollten Sie vor der Blüte ernten.

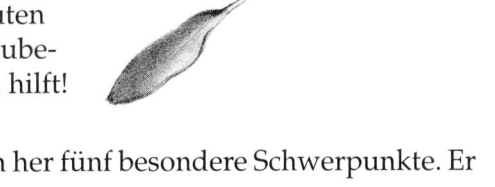

Tee aus frischen, zerkleinerten Blättern: 1 EL auf 1 Tasse kochend brühen, zugedeckt 10 Minuten ziehen lassen.
Bei getrockneten Blättern oder Trieben können Sie auf 1 l kaltes Wasser gut 2 EL zerkleinerte Salbeiblätter nehmen. Aufkochen, zugedeckt etwas ziehen lassen und abseihen. Über den Tag verteilt trinken. Oder wie üblich brühen und 5 Minuten ziehen lassen. – Ausprobieren, welche Zubereitungsart Ihnen am besten zusagt und hilft!

Salbei hat von seinen Inhaltsstoffen her fünf besondere Schwerpunkte. Er wirkt:

- wundheilend,
- entzündungshemmend,
- keimtötend,
- krampflösend,
- drüsenstärkend.

Salbeitee ist bei Magen- und Darmkatarrhen und bei allen Störungen in diesem Bereich, vor allem bei Durchfall, sehr wirkungsvoll. Da gibt es die volkstümliche Bezeichnung „die Sucht". Viele Bewohner eines Dorfes werden plötzlich von Durchfall geplagt. Da hat sich Salbeitee, natürlich ungesüßt, aber mindestens 1 l pro Tag, bestens bewährt!

Salbei *(Salvia officinalis)*

Ab und zu ein frisches Salbeiblatt kauen, tut Galle und Leber gut. Salbeitee stärkt die Funktion der Leber und trägt so dazu bei, Schadstoffe aus dem Körper zu entfernen. So werden auch unsere Abwehrkräfte gestärkt, und wir sind gegen Infektionen besser geschützt. Droht eine Grippewelle oder kündigt sich bereits eine Verkühlung an, sollten Sie Salbeitee trinken und etliche Male am Tag auch damit gurgeln.
Bei sämtlichen Entzündungen im Mundbereich, bei Mandelentzündung, Hals- und Rachenentzündung, bei Zahnfleischproblemen, Zahnfistel, nach einem Zahnziehen usw. sind Gurgeln und Spülen mit Salbeitee äußerst empfehlenswert.
Wer unter Schweißausbrüchen leidet, vor allem unter Nachtschweiß (und Frauen in den Wechseljahren), sollte etwa eine Stunde vor dem Schlafengehen eine große Tasse lauwarmen Salbeitee in kleinen Schlucken trinken. Auch Waschungen damit sind unterstützend anzuraten.

Möchten Sie Ihr Gewicht reduzieren, und Sie sind gerade dabei, Ihren guten Vorsatz in die Tat umzusetzen – Salbeitee wirkt auch als Appetitzügler!

Außerdem muß ich noch erwähnen, daß frische Salbeiblätter ein ganz pikantes Würzkraut in der Küche sind: einige Blättchen zu Lamm- oder Kalbsbraten, zu Putenfleisch, in einen Eintopf aus Gemüse und etwas Fleisch, zu Kräutertopfen und in Salatmarinaden – aber bitte sparsam, denn Salbei ist sehr geschmacksintensiv!

Nachdem ich Ihnen hiermit die große Vielfalt der Verwendungsmöglichkeiten von Salbei aufgezeigt habe, wäre es schön, könnten auch Sie sich entschließen, einen Salbeistock Ihr eigen zu nennen.

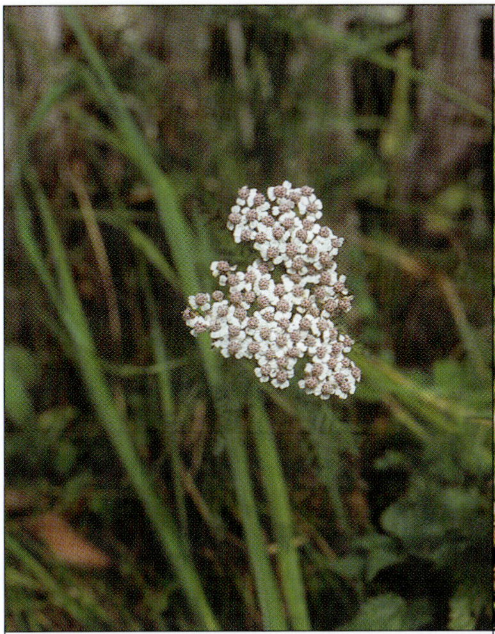

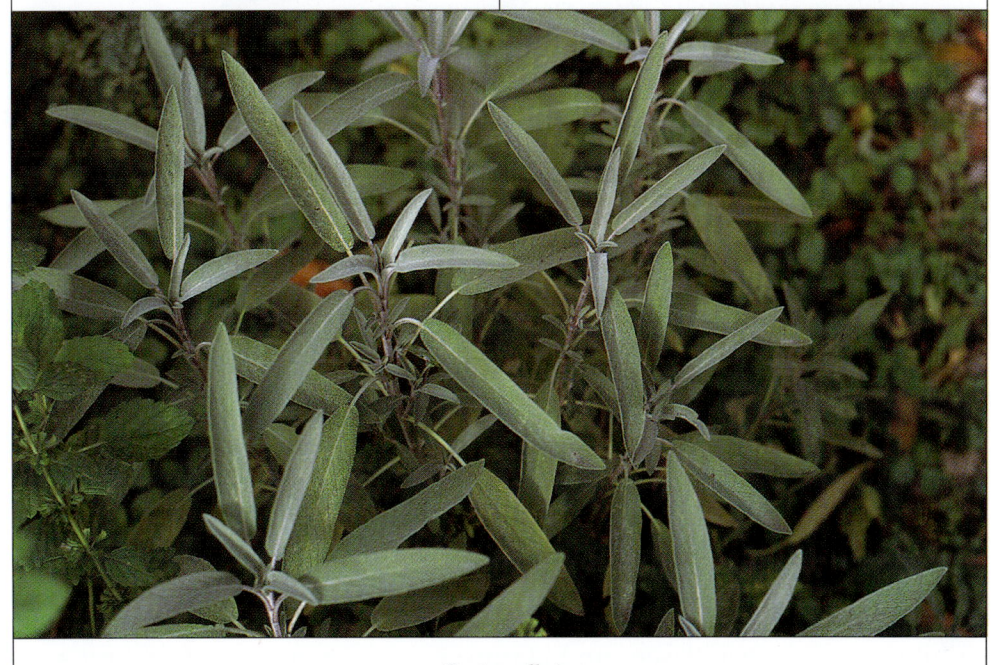

Schafgarbe

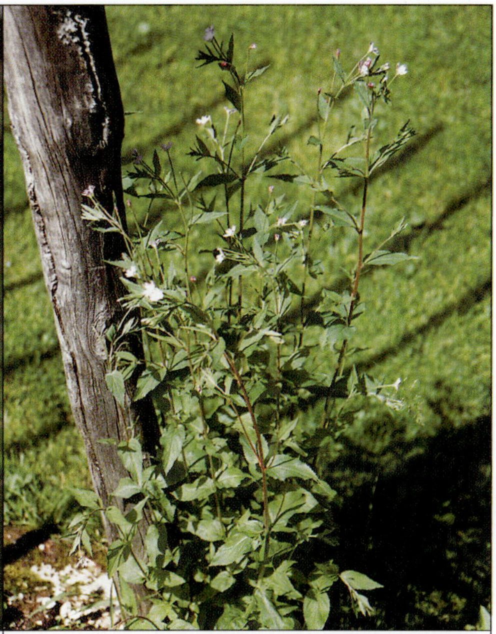

Kleinblütiges Weidenröschen

Gartensalbei

Kleinblütiges Weidenröschen
(Epilobium parviflorum)

Ich habe bereits etliche Heilkräuter, wie Frauenmantel, Hirtentäschel und Schafgarbe, als „Frauenkräuter" bezeichnet. Abgesehen davon, daß sie auch bestens von Herren verwendet werden können, wird in der Volksmedizin eine ganz spezielle Pflanze den Männern zugeordnet: das unscheinbare kleinblütige Weidenröschen.
Es wird, je nach Standort, etwa 20–60 cm hoch. Ein meist kräftiger, rötlich gefärbter Mittelstengel trägt Seitenäste mit länglichen, gezackten Blättern, wobei die unteren und mittleren gegenständig und die oberen Blätter wechselständig angeordnet sind. Die kleinen rosa bis roten Blüten sitzen bereits auf einer dünnen, länglichen Samenschote, die, wenn die Samen reif sind, aufplatzen, an weißen Minifallschirmen vom Wind verblasen werden und für reiche Nachkommenschaft sorgen.
Beliebte Standorte sind feuchte, sonnige Wiesen-, Weg- und Bachränder, Waldlichtungen und sogar Almen. Aber auch im Hausgarten sprießt so manche Weidenröschenpflanze.

Es wird im Juli-August gesammelt, und zwar das ganze Kraut. Am besten der Mittelstamm mit den Seitenästen, denn das Weidenröschen wächst von unten her wieder nach.
Das Kraut wird getrocknet. Dabei platzen die Samenschoten auf, und kleinste, wollig eingepackte Samen können bei jedem Luftzug entschweben.

Für die Teezubereitung verwenden Sie das zerkleinerte Kraut. 1 TL auf 1 Tasse, kochend gebrüht, 5 Minuten ziehen lassen.

Dieser Tee ist äußerst hilfreich bei Männern mit Prostataproblemen, erspart aber den Weg zum Urologen nicht! Sollte eine Operation notwendig sein, ist Weidenröschentee bei eventuell unangenehmen Nachwirkungen sehr empfehlenswert.
Er hilft auch sehr bei Blasen- und Harnwegeproblemen, reinigt und tut auch den Nieren gut. Für Damen und Herren gleichermaßen zu empfehlen!

Augentrost (Euphrasia officinalis)

Würde der Augentrost nicht in größeren Gruppen wachsen – an nur einer einzelnen Pflanze würden Sie wohl vorübergehen. Am aufrechten, 5–20 cm hohen, verzweigten Stengel sind zarte, gezähnte Blättchen angeordnet. Die kleinen weißen Blüten, deren Unterlippen violett gestreift und gelb gefleckt sind, bilden in einer Ähre den Abschluß der Pflanze. Bei näherer Betrachtung mit einer Lupe werden Sie feststellen, daß die Blüten einer exotischen Schönheit gleichen.

Augentrost treffen wir auf den Wiesen erst nach dem ersten Grasschnitt, somit nach der Heuernte, an. Im Volksmund wird diese kleine Pflanze auch als „Milchdieb" bezeichnet, da sie ein Halbschmarotzer ist und nebenstehenden Pflanzen Nährstoffe entzieht.

Augentrost wächst auf trockenen Wiesen und ist auch noch in Almregionen anzutreffen. In diesen Höhen sind die Wirkstoffe noch intensiver. Gesammelt wird das ganze blühende Kraut, und es kann frisch oder getrocknet verwendet werden – wie der Name schon sagt: zum „Augentrost".

Daher wird der Tee nicht getrunken, sondern nur für Waschungen und Kompressen verwendet.
1 EL frisches oder 1 TL getrocknetes Kraut kochend brühen und nur kurz (2 Minuten) ziehen lassen.

Lauwarme Waschungen bringen bei Bindehaut- und Lidentzündungen sowie bei übermäßig tränenden Augen Erleichterung, z.B. bei Pollen- oder Heuschnupfenallergie. Den Tee nach dem Waschen nicht abtrocknen, sondern auf den und um die Augen trocknen lassen.

Sehr viele Menschen leiden unter übermüdeten Augen, sei es wegen langer Autofahrten, Arbeit am Computer, aber auch durch zu langes Fernsehen (hier könnte man zwar abschalten…). Da sind Kompressen – ein in Augentrosttee getauchtes, zusammengelegtes großes Taschentuch soweit auswinden, daß es nicht mehr tropft, und über die Augen legen – besonders wirksam. Nach solchen Umschlägen erholt sich die durch Überanstrengung geschwächte Sehkraft wieder.

Malve / Käsepappel (Malva silvestris)

In der Volksmedizin ist die Malve eigentlich als Käsepappel bekannt, und ich möchte gleich eventuelle Unklarheiten beseitigen: Der im Handel erhältliche Malven-/Hibiskustee schmeckt vorzüglich, hat jedoch nicht jene Heilwirkung, welche der Käsepappel zugeordnet wird.
Die Käsepappel wächst an sonnigen, trockenen Weg- und Feldrändern, auf sonnigen Weiden und Schutthalden.
Ein starker, 30–80 cm hoher, etwas rauhhaariger Stengel trägt wunderhübsche rosa Blüten mit etwas dunkleren Längsstreifen auf den tief ausgerandeten Blütenblättern. Die Blätter sind in den unteren beiden Dritteln der Pflanze angeordnet, und ihre fünflappige Form ist am Rand etwas ausgezackt.

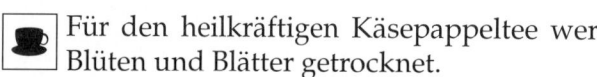

Für den heilkräftigen Käsepappeltee werden Blüten und Blätter getrocknet.
Entweder 1 TL Trockensubstanz auf 1 Tasse Wasser, kochend brühen, 5–8 Minuten ziehen lassen, oder ein Kaltauszugextrakt. Dazu werden 2 EL zerkleinertes Kraut in $^1/_4$ l kaltem Wasser angesetzt. Mindestens 8 Stunden ziehen lassen, abseihen. Zum Trinken 1 EL dieses Auszuges in eine Tasse warmen Wassers, für Waschungen werden 4 EL Kraut in $^1/_4$ l kaltem Wasser angesetzt, weiterbehandelt wie oben und dann ebenfalls etwas verdünnt verwendet.

Die Käsepappel enthält viele Schleim- und Gerbstoffe: sie wird deshalb in der Volksmedizin vor allem bei Magen- und Darmstörungen angewendet. Bei Magenreizung, Magenschleimhautentzündung und entzündeten Verdauungswegen ist Käsepappeltee sehr hilfreich. Wegen seiner Schleimstoffe ist er bei Katarrhen des Rachens und der oberen Luftwege, bei Husten und Bronchitis äußerst reizlindernd.
Bei Entzündungen im Rachen- und Mundbereich ist dieser Tee ebenfalls zu empfehlen, ebenso für Waschungen bei Hautentzündungen und eitrigen Geschwüren.

Ob Sie nun diese Pflanze unter Malve oder Käsepappel kennen – es lohnt sich gewiß, ihr Beachtung zu schenken!

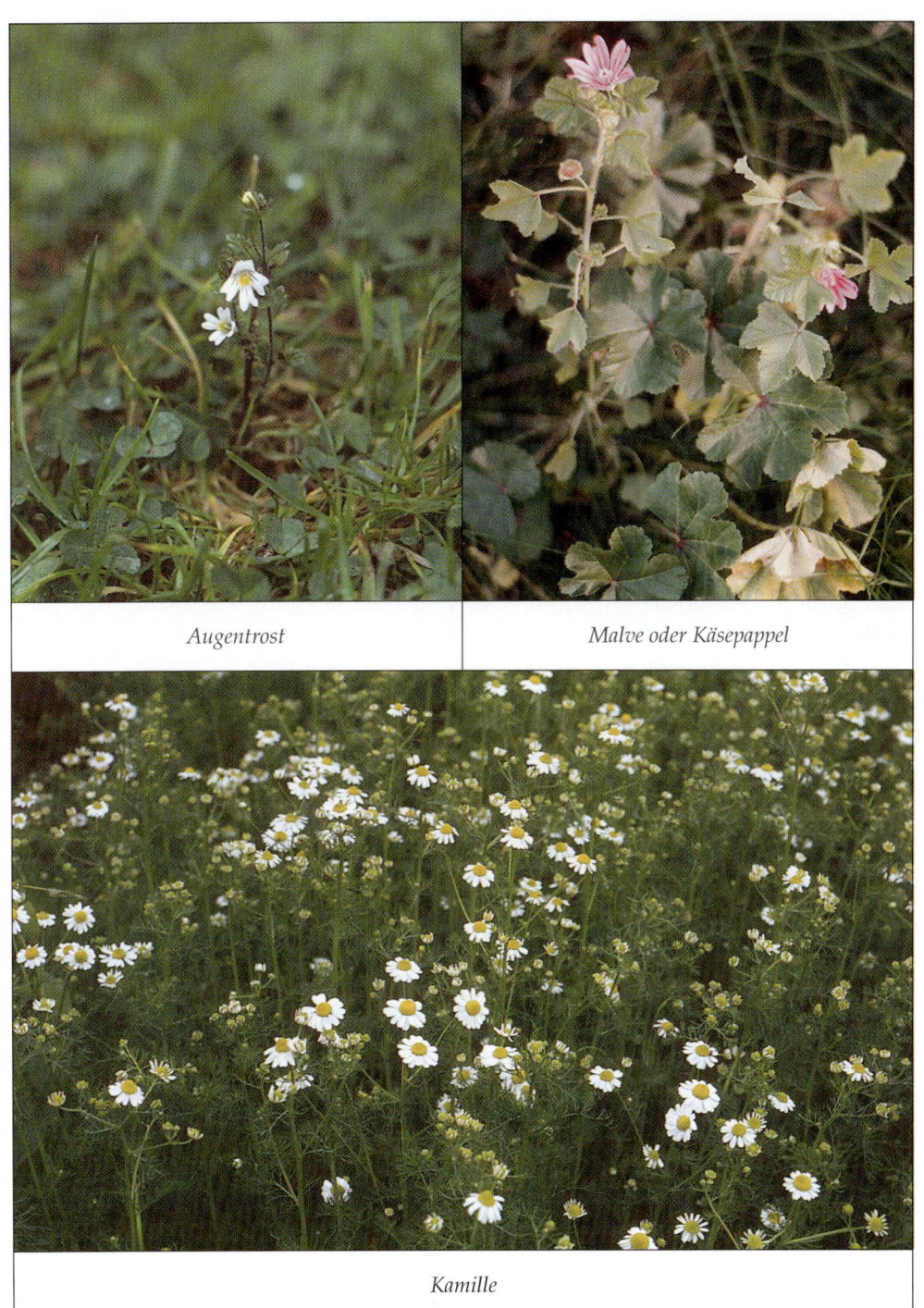

Augentrost

Malve oder Käsepappel

Kamille

Kamille (Matricaria chamomilla)

Die Kamille ist wohl eine der ältesten Heilpflanzen, sie war bereits in vorchristlicher Zeit bekannt und geschätzt.
Sofern es möglich ist, sollte sie im Garten oder Kräutergarten ihren Platz bekommen, denn sie bringt uns viele heilkräftige Blüten und ist auch eine sehr hübsche Pflanze.
Die Kamille ist einjährig, sät sich jedoch selbst an. Die Pflanze wird etwa 30 cm hoch, hat zarte, fiederteilige Blättchen und bringt den ganzen Sommer über leuchtend gelbe Blütenköpfchen mit einem Kranz weißer Blütenblätter. Der Boden der Blütenköpfchen ist kegelförmig und hohl. Das ist das entscheidende Merkmal der heilkräftigen Kamille.

Für die Teebereitung werden die voll erblühten Blütenköpfchen gesammelt und getrocknet.
Kamillentee wird oft zu stark zubereitet. Die Kamille kann aber schon bei geringer Dosierung ihre gesamte Heilkraft entfalten. Auf eine Tasse reicht bereits $1/2$ TL Kamille, kochend gebrüht, zugedeckt 3–5 Minuten ziehen lassen.

Die Kamille wirkt krampflösend, antibakteriell, entzündungshemmend und wundheilend. Kamillentee hilft bei allen Magen- und Darmproblemen, Koliken im Magen- und Darmbereich, Gastritis, Magen- und Darmkatarrh, Blähungen, nervösem Magen oder wenn er „überfordert" wurde.
Melden sich Gallenstörungen, ist Kamille ebenfalls gut anzuwenden, dergleichen bei Menstruationsbeschwerden.
Kamillentee wirkt auch bei Kopfschmerzen und Migräne krampflösend.
Mit stärker gebrühtem Kamillentee können Sie bei Schnupfen, Husten, Stirn- und Nebenhöhlenproblemen inhalieren. Ebenso ist Gurgeln bei allen Entzündungen im Mund-, Rachen- und Halsbereich empfehlenswert. Kamillenteeumschläge bei Wunden und Waschungen bei Hautausschlägen und Augenentzündungen haben schon oft gut geholfen.
Für die rasche Verwendung der Kamille können Sie aus der Apotheke Kamillentinktur beziehen. Angesichts all dieser hilfreichen Eigenschaften sollte die Kamille immer zur Hand sein!

Pfefferminze (Mentha piperita)

Wenn Sie Pfefferminze in einen Garten oder Kräutergarten pflanzen, sollten Sie bedenken: Die Wurzeln verbreiten sich rasch, und alsbald sprießen im Umkreis viele Pfefferminztriebe! Um eine Überwucherung anderer Kräuter zu vermeiden, sollten Sie daher den Pfefferminzstock in einem Blumentopf in die Erde versenken.

Pfefferminze wird 50–80 cm hoch, sie hat kräftige, oft etwas rötliche Stiele mit Seitenästen. Diese tragen, paarweise angeordnet, schöne, grüne, am Rand gesägte Blätter, und im oberen Drittel zeigen sich im Sommer kleine, unscheinbare lila Blütchenbüschel. Beim Zerreiben der Blätter ist sofort der unverkennbare Minzegeruch wahrnehmbar.

Und die Pfefferminzblätter sind es auch, die, frisch oder getrocknet, in der Volksmedizin ihren festen Platz haben.

☕ 1 TL getrocknete bzw. 1 EL frische Blätter auf 1 Tasse Wasser, kochend gebrüht, zugedeckt 8–10 Minuten ziehen lassen.

⚕ Pfefferminztee ist ein sehr beliebtes Magenmittel. Er regt die Magentätigkeit an, mildert Blähungen, beruhigt nach Erbrechen, ist hilfreich bei allen Magen- und Darmstörungen. Auch die Gallensaftbildung wird durch Pfefferminztee angeregt; er ist somit bei Leberdiät durchaus angebracht. Auch regen die Wirkstoffe der Minze das Gefäßsystem an und senken den Blutdruck.

🍴 Als Naturtee mit etwas Zitrone und Honig ist Pfefferminztee sehr erfrischend.

🛁 Steht Ihnen sehr viel Pfefferminze zur Verfügung, gönnen Sie sich doch ein „Pfefferminzbad" (wie bei der Zitronenmelisse beschrieben). Es ist sehr wohltuend und macht Sie fit!

In der freien Natur treffen wir auf feuchten, humusreichen Böden und halbschattigen Lagen die wilde Minze (Roßminze) an. Sie erreicht ebenfalls eine Höhe bis etwa 80 cm, hat aber grünlich-silbergraue Blätter und trägt im oberen Pflanzendrittel verzweigte, zart lila blühende Blütenähren. Auch diese Minze enthält wirkungsvolle Stoffe, nur verliert die Roßminze getrocknet viel an Aroma.

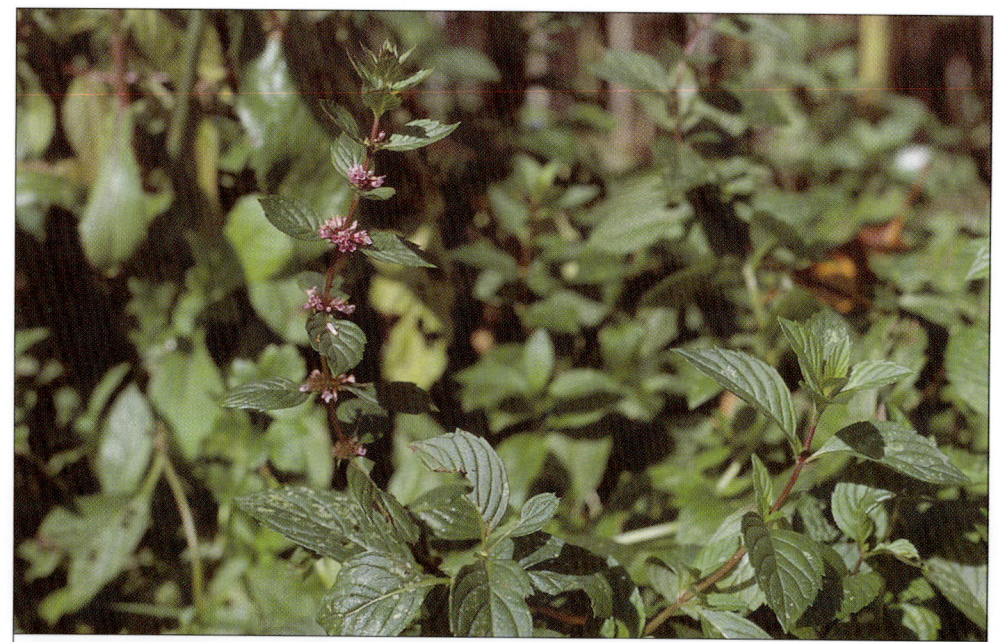

Pfefferminze

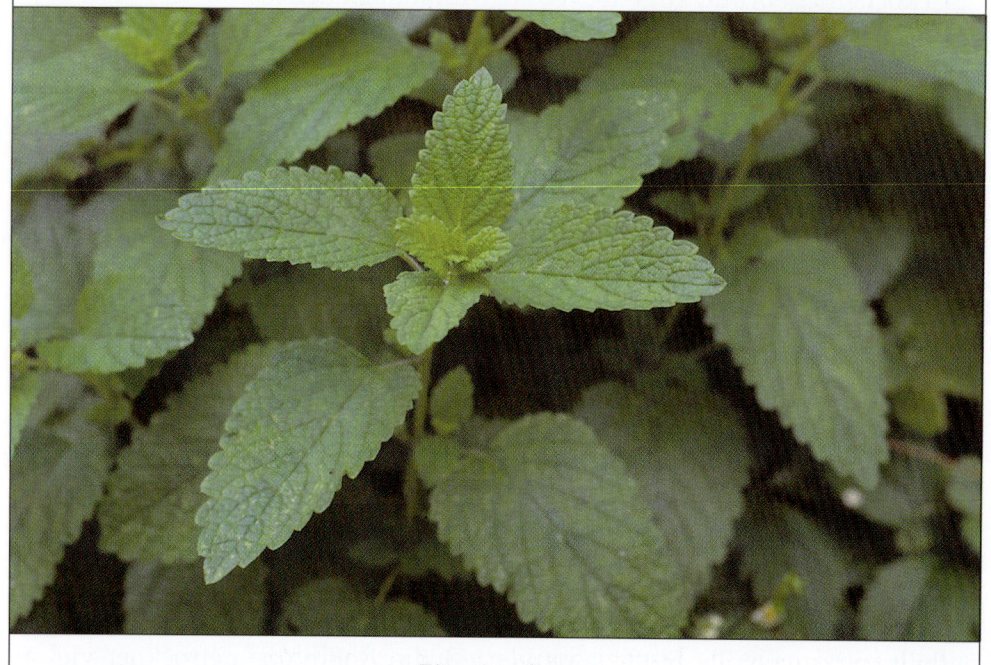

Zitronenmelisse

Zitronenmelisse (Melissa officinalis)

Ein mehrjähriger, bis zu 100 cm hoher Strauch und daher gewiß eine vom Platzvolumen her etwas anspruchsvolle Pflanze. Kräftige Mittelstengel mit Seitenästen tragen viele leicht behaarte, gekerbte Blätter, die beim Zerreiben nach Zitrone duften. Die unscheinbaren, kleinen weißen Blüten sind in Quirlen angeordnet.
Die Zitronenmelisse kann frisch oder getrocknet verwendet werden, und zwar Triebspitzen und Blätter, vor der Blüte geerntet.

■ Für die Teezubereitung nehmen Sie 2 TL frische oder 1 TL getrocknete Melisse auf 1 Tasse. Kochend brühen, zugedeckt ca. 5–8 Minuten ziehen lassen.

■ Zitronenmelissentee ist bei Streß beruhigend, mit etwas Honig gesüßt nervenstärkend und schlaffördernd, ferner ein sehr gutes Hilfsmittel bei Wetterfühligkeit und Kopfschmerzen.
Bei krampfhaften Verdauungsstörungen, Menstruations- und Wechselbeschwerden wirkt Zitronenmelisse krampflösend. Bei Störungen des vegetativen Nervensystems ist sie ebenfalls zu empfehlen.

■ So Sie über reichlich Zitronenmelisse verfügen, ist ein Bad mit frischen Zweigen (ins Badewasser gelegt) sehr angenehm und nervenstärkend.

Zitronenmelisse wurde früher in Klostergärten kultiviert, und es gibt ja noch immer im Fachhandel den ganz ausgezeichneten „Melissengeist". Etliche Tropfen in ein Glas Wasser oder auf Zucker genommen – eine oft wirkungsvolle und rasche Hilfe bei Nervosität und Krämpfen!

■ In der Küche wird die Zitronenmelisse Blattsalaten und Gemüsegerichten beigegeben.

■ In meinem handgeschriebenen Kochbuch habe ich ein sehr gutes Rezept eines Zitronenmelissensaftes, und ich möchte es gerne an Sie weitergeben: 3 l Wasser mit 3 kg Zucker aufkochen. Ist die Flüssigkeit überkühlt, 120 g Zitronensäure darin auflösen. Dann zwei Naturzitronen (unbehandelt) in feine Scheiben schneiden und zwei große Handvoll Zitronenmelissenblätter in die kühle Flüssigkeit geben. Gut zudecken. 24 Stunden stehen lassen, abseihen und diesen Dicksaft in Flaschen abfüllen. Gut verschließen!
Mit Wasser oder Mineralwasser verdünnt, ein sehr gutes Getränk.

Bärlapp (Lycopodium clavatum)

Bärlapp ist ein immergrüner Waldbewohner, der auf bemoosten, meist nordseitigen Waldböden lange, hellgrüne Ranken mit zahlreichen aufstehenden, ca. 10 cm hohen, gegabelten Ästchen bildet.

Vom Mai bis September können diese Seitenästchen abgeschnitten und getrocknet werden.

1 TL Bärlapp auf eine Tasse, kochend brühen und nur kurz, ca. 2–3 Minuten, ziehen lassen. Mehr als zwei Tassen pro Tag sollten Sie nicht trinken.
Bei Durchfällen sollten Sie mit Bärlapptee eher vorsichtig sein!
Der volkstümliche Name „Gichtmoos" steht für die Verwendung des Tees.
Bärlapptee wirkt im Körper entgiftend und unterstützt die Ausscheidung – bei Gicht und Rheuma ein hilfreicher Tee.
Ist die Leber in ihrer Funktion gestört, können Sie mit Bärlapptee dieses wichtige Organ stärken und zu dessen Heilung beitragen. Ebenso kann bei Hoden-, Blasen- und Harnleiterproblemen mit Bärlapptee recht gut geholfen werden.
In der Volksmedizin werden die etwas kratzigen, frischen Ranken zum Auflegen bzw. „Umwinden" bei Fuß- und Wadenkrämpfen verwendet.
Bärlapp ist eine in Spuren radiumhältige Pflanze. Haben Sie wiederholt mit Krämpfen oder Koliken (Magen, Nieren, Blase) zu tun, füllen Sie in ein Stoffsäckchen frischen Bärlapp, und legen Sie dieses auf die schmerzende Stelle. Bärlapp hält sich einige Zeit frisch, und vielleicht ist dies eine natürliche Hilfe, die unangenehmen Krampfschmerzen zu mildern.

Bei wiederholten nächtlichen Fuß- und Beinkrämpfen ist Magnesiummangel oft die Ursache. Ich möchte es nicht verabsäumen, Ihnen hierzu ein ganz einfaches, aber schon vielfach erprobtes und recht wirksames Mittel zu empfehlen: Legen Sie ein Stück ganz gewöhnliche Terpentinkernseife ins Bett. Ohne Verpackung, in etwa an die Seite des Bettes, dorthin, wo Ihre Beine liegen. Es liest sich etwas komisch – aber in vielen Fällen hilft's!

Zinnkraut / Ackerschachtelhalm
(Equisetum arvense)

Eigentlich hat Zinnkraut zwei grundverschiedene Erscheinungsformen: Im Frühling entwickelt sich zumeist ein blütenloser, brauner Stengel, auf dem sich ein ebenfalls brauner, zapfenartiger Fruchtbestand mit Sporen bildet. Im Laufe des Sommers entwickelt sich das grüne Zinnkraut. Die vielen Teile des Mittelsprosses und der Seitenquirle sind durchwegs ineinander steckende Stückchen – deshalb auch „Schachtelhalm" genannt.

Zinnkraut wächst auf Feuchtwiesen, an Sumpfrändern und in Uferbereichen. Jene Zinnkrautsorte, die wir für Heilzwecke sammeln, der Ackerschachtelhalm, bevorzugt trockene, sandige Standorte. Dafür gibt es ein einfaches Bestimmungsmerkmal: Nehmen Sie einen Zinnkrautstamm, und trennen Sie den Mittelstamm auseinander. Dann zupfen Sie den ersten Seitenquirlbestand bis auf die ersten Glieder, welche am Stamm stehen, ab. Nun muß das Stückchen Mittelteil, welches beim Auseinandertrennen stehen blieb, kleiner sein als die erste Seitengliederreihe. Zinnkraut enthält viele Mineralien und Kieselsäure. Es wird im Sommer gesammelt und getrocknet, sollte nach dem Trocknen die grüne Farbe behalten und keine dunklen Stellen aufweisen. Sollten sich doch auf einigen Stämmen solche gebildet haben – bitte aussortieren!

Für die Teebereitung setzt man 1 TL zerkleinertes Zinnkraut auf 1 Tasse mit kaltem Wasser an, läßt mindestens drei Stunden stehen, kocht kurz auf und läßt 5 Minuten nachziehen.

Zinnkrauttee ist wegen seines Gehalts an Kieselsäure sehr gut für Knochen, Knorpel, Nägel und Haare. Eine gute Wirkung erzielt er auch bei entzündlichen Erkrankungen der Nieren, der Blase und der ableitenden Harnwege. Auch wird durch das Ausspülen der Gicht und dem Rheuma der Kampf angesagt!

Zinnkrauttee festigt überdies alle Bindegewebe und hilft, nüchtern getrunken, durch seine entwässernde Wirkung Fett- und Wasserdepots in unserem Körper zu reduzieren. Sehr wohltuend sind auch Sitz- oder Dampfbäder bei Unterleibsproblemen, Blasenverkühlung und Nierenschmerzen. Dazu können Sie auch das frische Zinnkraut verwenden, ebenso das getrocknete. Beides kalt ansetzen, einige Minuten aufkochen lassen, nachziehen. Für das Sitzbad abseihen und den Absud ins Bad gießen. Beim Dampfbad können die Kräuter im Absud bleiben.

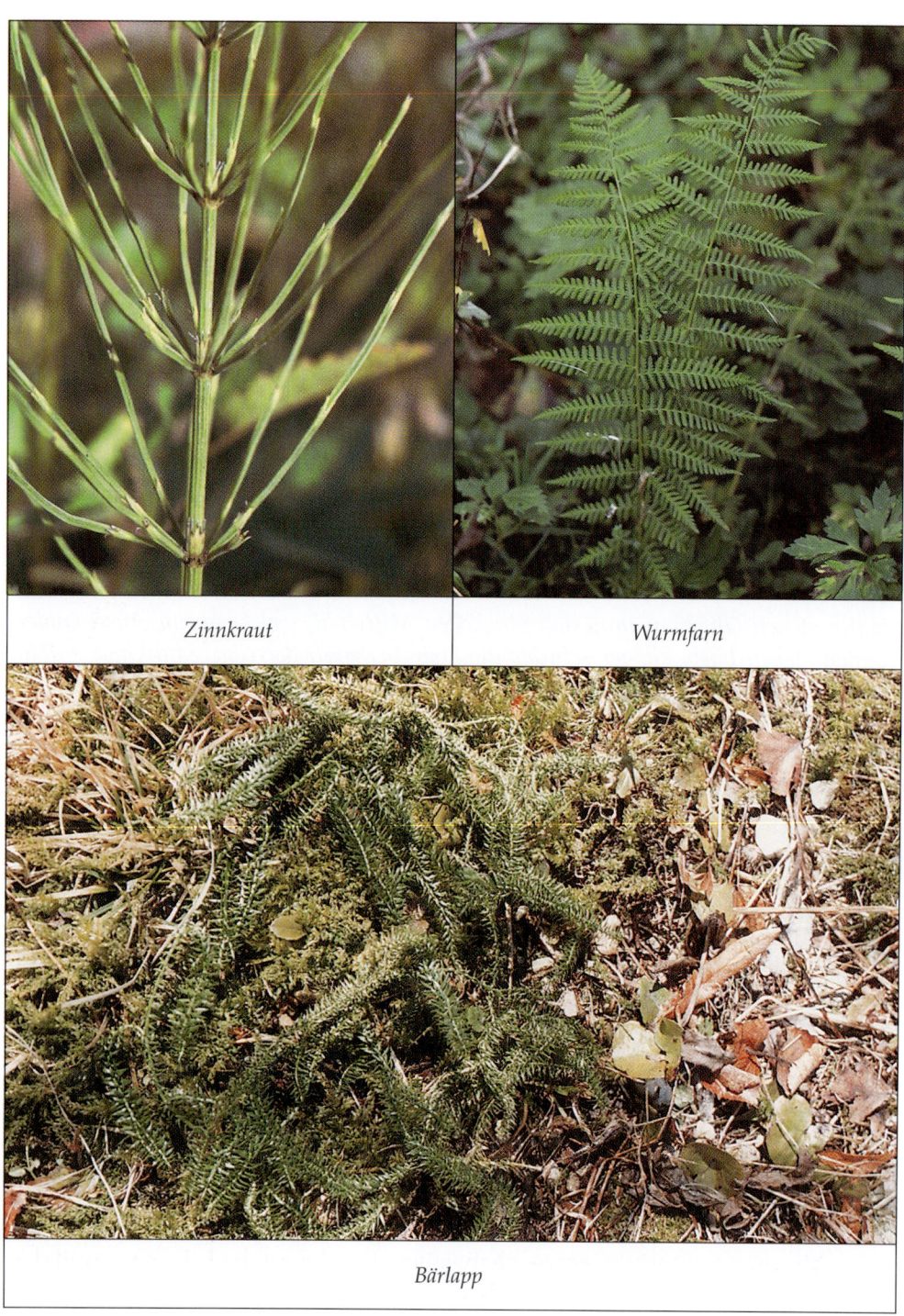

Zinnkraut

Wurmfarn

Bärlapp

Adlerfarn (Pteridium aquilinum)
Wurmfarn (Dryopteris filix mas)

Bei Waldspaziergängen im Frühling haben Sie gewiß schon die zu einem Schneckenhaus zusammengerollten braunen Farntriebe gesehen. Im Lauf des Sommers hat sich im schattigen Wald eine Vielzahl wunderschöner Farne gebildet: ganz zarte, kleine bis zum Adlerfarn, der manchmal über 1 Meter hoch wird.

Früher verwendeten die Holzknechte für die Nächtigung in ihren Hütten sehr oft statt eines Strohsackes einen mit getrocknetem Adlerfarn gefüllten Sack. Dieser Adlerfarn hat die Ermüdung rasch „ausgezogen", und die Männer gingen am Morgen frisch gestärkt wieder an die Arbeit.

Man hat auch herausgefunden, daß Adlerfarn leicht radiumhältig ist. Wenn Sie unter starker Ermüdung leiden und dennoch schlecht schlafen – trockenen Adlerfarn als Kräuterkissen oder unters Leintuch gelegt, können Sie ruhig dagegen ausprobieren.

Der schöne Wurzelstock des Wurmfarns, der in allen feuchten Laub- und Nadelwäldern anzutreffen ist, diente bereits zu Paracelsus' Zeiten heilkundlichen Zwecken.

In der Volksheilkunde wird heute noch ein recht wirksamer Alkoholauszug aus den Blättern des Wurmfarns hergestellt: Wurmfarnkrautblätter (ohne Mittelstamm) klein schneiden, locker in eine dunkle, weithalsige Flasche geben und mit 96 %igem Alkohol auffüllen und gut verschließen. Warm stellen und täglich durchschütteln. Nach etwa drei Wochen filtern und mit destilliertem Wasser auf 50 % verdünnen.
Das ergibt ein gutes Einreibungsmittel bei Ischias, Rheuma, Hexenschuß, Fuß- und Wadenkrämpfen.

Beinwell *(Symphytum officinale)*

Mit den ersten Frühlingsboten habe ich meine Aufzeichnungen begonnen. Dann kam eine Fülle von heilkräftigen Pflanzen, Trieben, Blättern und Blüten des Frühlings und des Sommers. Da wächst und blüht auch der zu den Borretschgewächsen zählende Beinwell. Sein kräftiger Mittelstengel wird bis zu 80 cm hoch und ist unten noch verzweigt. Die recht großen Blätter sind deutlich am Stengel herablaufend. Die gesamte Pflanze ist rauhhaarig. Der lila-rötliche Blütenstand befindet sich nickend und trugdoldig im oberen Drittel der Pflanze. Beinwell wächst gerne auf feuchten Wiesen, an Bachrändern und Wegböschungen.

Die Wurzel des Beinwells wird entweder im Frühling oder im Herbst bei abnehmendem Mond ausgegraben. Sie ist tiefsitzend und bricht sehr leicht – also Vorsicht! Im Volksmund wird sie auch „Schwarzwurzel" genannt, da die an sich helle Wurzel von einer schwarzen Außenrinde umgeben ist. Sie wird gewaschen und samt der Außenrinde in Scheibchen geschnitten.

Füllen Sie eine dunkle, weithalsige Ein-Liter-Flasche ca. 6 cm hoch mit Wurzeln und gießen Sie dann mit Obstschnaps auf. Die Flasche wird etwa drei Wochen in die Sonne gestellt, ab und zu geschüttelt und dann im Keller gelagert.

Diese Tinktur ist für Einreibungen bei Rheuma-, Gicht- und Gelenkschmerzen, bei Bänderzerrungen und Prellungen sowie nach Knochenbrüchen sehr zu empfehlen.
(Bei Knochenbrüchen die Bruchstelle täglich mit echtem Schweineschmalz einschmieren, ist ebenfalls ein gutes Hausmittel!)

Bibernelle (Pimpinella saxifraga)

Wer kennt heute noch den alten Spruch, den angeblich ein Vögelchen während der Pestzeit den Menschen in die Ohren „gezwitschert" hat: „Iß Kranawitt (Wacholder) und Bibernell – so wirst nit krank und stirbst nit schnell!" – Ja, so eine gewaltige Kraft schrieb man damals diesem unscheinbaren Doldengewächs zu!

Die kleine Bibernelle wächst auf lehmigen, etwas feuchten Wiesen, an Wegrainen und sogar auf alpinen Matten. Ein kräftiger, 30–40 cm hoher Mittelstengel mit etlichen Seitenästen trägt die rötlich bis weiß blühende Dolde. Die unteren Blätter sind unpaarig gefiedert, eiförmig, gekerbt-gesägt. Die wenigen oberen Blätter riechen beim Zerreiben unangenehm.

Verwendet wird die im Herbst gegrabene, gut gereinigte, in Scheibchen geschnittene und getrocknete Wurzel. Die getrockneten Wurzelscheibchen sind im dunklen Schraubglas aufzubewahren.

1 schwacher TL getrocknete Wurzeln auf 1 Tasse Wasser wird aufgekocht. Zugedeckt ca. 10 Minuten ziehen lassen.

Dieser Tee hat eine leicht nierenreizende Wirkung, ist somit harntreibend, und damit werden viele Schadstoffe aus unserem Körper ausgeschieden. Er ist ein empfehlenswerter Entgiftungstee für den gesamten Organismus, wenn Sie z.B. starken Abgasen, chemischen Dämpfen und sonstigen schädlichen Umwelteinflüssen ausgesetzt sind. Starken Rauchern und Patienten, die ständig Medikamente nehmen müssen, kann Bibernelltee ebenfalls empfohlen werden. Er stärkt auch Leber und Nieren und hilft bei Verdauungsstörungen, Blähungen und Durchfall.

Bei Heiserkeit, Halsschmerzen, Mandelentzündung und allen Entzündungen im Mundbereich ist Gurgeln mit Bibernelltee sehr hilfreich.

Gott sei Dank brauchen wir die Pest nicht mehr zu fürchten, doch auf die kleine Bibernelle sollten wir dennoch nicht ganz vergessen!

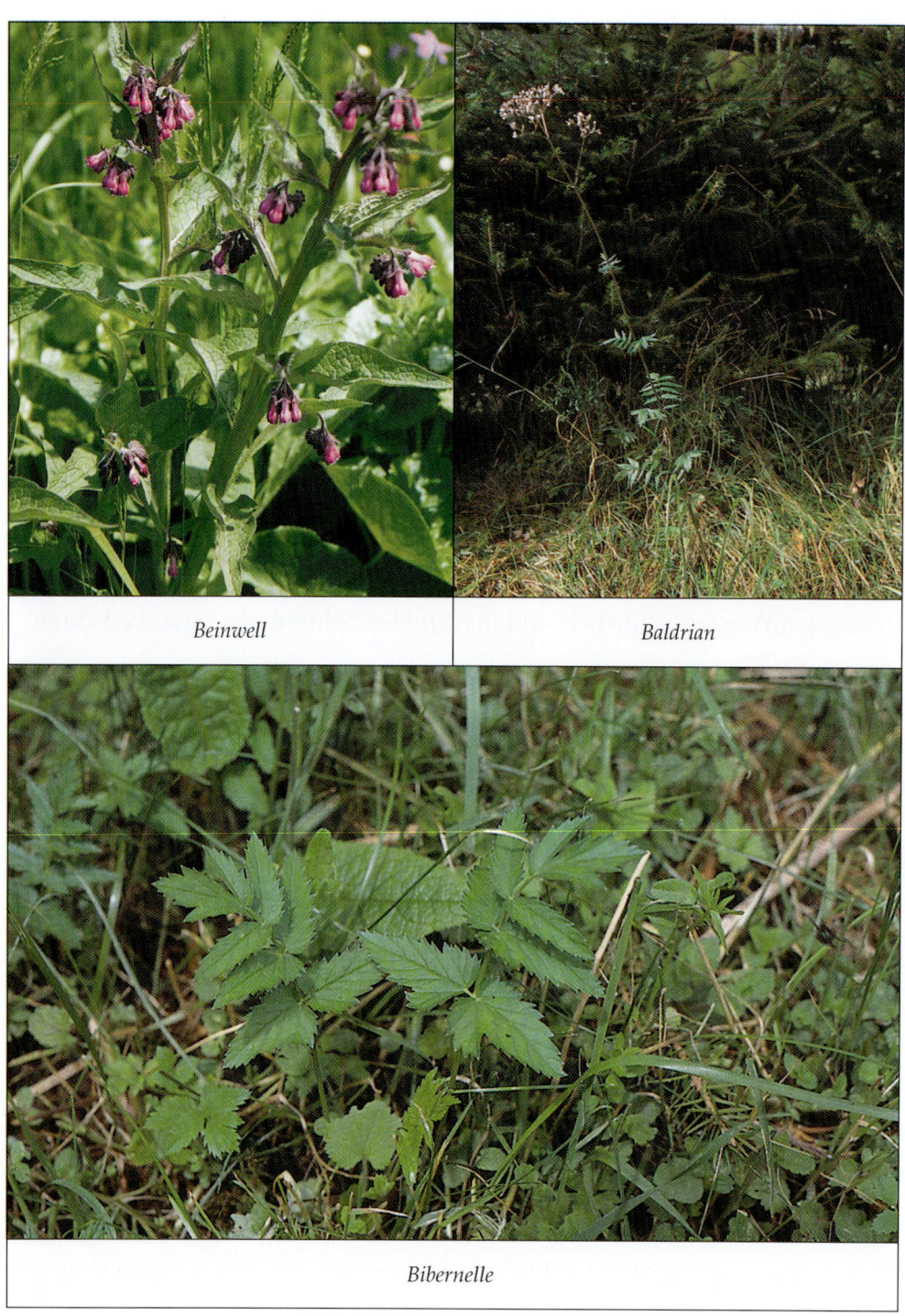

Beinwell

Baldrian

Bibernelle

Baldrian *(Valeriana officinalis)*

An Hecken- und Wegrändern, feuchten Wiesen oder Abhängen wächst eine Pflanze, die wohl als eine der bekanntesten in der Volksmedizin gilt – Baldrian!
Er ist unter unseren Heilkräutern wohl eine der größten Pflanzen, erreicht doch der gefurchte, hohle Stengel bis zu 150 cm Höhe! An seinem Fuß befinden sich recht kräftige, großgefiederte Blätter, die dann am Stengel immer kleiner und spärlicher werden. Die kleinen, erst fleischroten, dann, bei Vollblüte, fast weißen Blüten bilden endständige, große Doldenrispen. Den typischen Baldriangeruch finden wir jedoch nicht in den beschriebenen Pflanzenteilen, sondern in der Wurzel!

Die heilenden Wirkstoffe befinden sich ebenfalls in der Wurzel, und diese wird entweder im frühen Frühjahr oder im Spätherbst bei abnehmendem Mond ausgegraben. Sie wird gut gereinigt und getrocknet. Nachdem in ihr neben anderen heilkräftigen Wirkstoffen auch ätherische Öle enthalten sind, ist es vielleicht besser, die ganze Wurzel zu trocknen und erst bei Bedarf zu zerkleinern.

Baldriantee wird im Kaltauszug angesetzt: 1 schwacher TL auf 1 Tasse kaltes Wasser. Zugedeckt mindestens 8 Stunden stehen lassen und, wenn überhaupt, nur ganz leicht erwärmen!

Baldrian wurde schon immer als Beruhigungsmittel verwendet und hat in unserer hektischen Zeit gewiß nichts von seiner hilfreichen Anwendungsweise eingebüßt. Baldriantee wirkt über das Zentralnervensystem und dadurch optimal bei allen nervösen Beschwerden, z.B. bei nervösen Magen- und Darmbeschwerden, Kopfschmerzen, Erschöpfung. Bei Unruhe und Streß wirkt eine Tasse Baldriantee ausgleichend und beruhigend. Deshalb fördert Baldrian auch die Bereitschaft zum Einschlafen. Wer mit Schlafproblemen zu tun hat, sollte ca. eine Stunde vor dem Zubettgehen eine Tasse Baldriantee in kleinen Schlucken trinken. Und den Tag nicht hektisch und laut, sondern in Harmonie ausklingen lassen.

Baldrian *(Valeriana officinalis)*

Trotz aller guten Anwendungsmöglichkeiten sollten Sie jedoch pro Tag nicht mehr als 2 Tassen Tee nicht länger als 14 Tage hindurch zu sich nehmen.

Baldriantropfen oder -kapseln, die es in jeder Apotheke oder Drogerie gibt, können jederzeit bei unmittelbarer Aufregung, vor Prüfungen und unangenehmen Situationen zur Entspannung eingenommen werden. Einige Tropfen Baldrian in ein Glas Wasser oder auf ein Stückchen Zucker sind ebenfalls sehr hilfreich.

Haben Sie eine Katze im Haus? Die wird sich über einige ausgeschüttete Baldriantropfen freuen! Katzen werden von dem intensiven Baldriangeruch geradezu angezogen, schlecken die Tröpfchen auf und reiben dann noch den Kopf an jener Stelle, an der die Köstlichkeit war!

Lavendel (Lavandula angustifolia)

Wie schon im Kapitel „Kräutergarten" erwähnt, soll der Lavendel nun genauer beschrieben werden.
Er ist eine mehrjährige, etwa 50 cm hohe Staude mit kräftigen Stengeln, nadelförmigen, am Rand zurückgerollten Blättern und duftenden, blauvioletten Blütenähren.

In der Volksmedizin kommen die Blütenähren und Blättchen zur Anwendung. Erstere sollten dann, wenn gut die Hälfte der Blüten geöffnet ist, geerntet werden.

Man nehme 1 TL getrockneten Lavendel auf 1 Tasse Wasser. Kochend brühen und zugedeckt 5–8 Minuten ziehen lassen.

Der aromatische Lavendeltee wirkt äußerst beruhigend. Er hilft bei Nervenschwäche, Kopfschmerzen, Migräne, nervösen Herzbeschwerden und, abends getrunken, ist er schlaffördernd.
Die Wirkstoffe des Lavendels regen auch die Gallenbildung an und fördern so die Verdauung.

Sehr wohltuend sind auch Lavendelbäder. Dazu können Sie das ganze Kraut trocknen, vor Gebrauch zerkleinern und in einem Stück Strumpf etwa 2 Hände voll Lavendel locker einbinden. Zuerst langsam das heiße Wasser durchfließen lassen, dann in die Wanne legen. Erst dann das Wasser auf normale (ja nicht zu heiße!) Badetemperatur mischen. Denn ein Lavendelbad ist ein Beruhigungsbad, das auf das zentrale Nervensystem wirkt. Es kann auch bei niedrigem Blutdruck angewendet werden. Sie sollten die Badezeit auf 20 Minuten beschränken und dann eine halbe Stunde im Bett ruhen.
Bei schlecht heilenden Wunden und Hautunreinheiten können Sie Waschungen mit Lavendel vornehmen. Auch als Duftkissenfüllung eignet er sich besonders gut, und in Schubladen und Schränke gelegt, hält sein Duft die Motten fern.
Die erfrischenden Duftessenzen des Lavendels sind auch in der Kosmetikindustrie ein beliebter Zusatz zu Körperpflegeprodukten.
Bereits in der Antike wußten die Damen den Lavendel zu schätzen, und daran hat sich bis heute nichts geändert.

Heckenrose *(Rosa canina)*

An sonnigen Wald- und Wiesenrändern gedeiht die bekannte Heckenrose, im Volksmund auch „Hundsrose" genannt. Der Heckenrosenstrauch wird bis zu 3 m hoch, hat kräftige, sehr dornige Zweige, hübsche gefiederte Blätter und duftende hellrosa Blüten.

Vorerst erfreuen wir uns nur am Anblick dieses schönen Rosenstrauches. Im Herbst aber ist er mit vielen scharlachroten Früchten, den Hagebutten, geschmückt, und nach dem ersten Frost ist die Zeit der Ernte gekommen.

Hagebutten sind hohe Vitaminträger, besonders das wichtige Vitamin C ist reichlich vorhanden.
Die gesammelten Hagebutten werden der Länge nach aufgeschnitten, die Kerne entfernt (aufheben und ebenfalls trocknen) und getrocknet.

Ein TL getrocknete, zerkleinerte Hagebutten auf 1 Tasse kaltes Wasser, kurz aufkochen, eine halbe Stunde ziehen lassen oder im Kaltauszug zubereiten.

Hagebuttentee ist ein sehr wohlschmeckender Naturtee. Wegen seines hohen Vitamingehalts wirkt er besonders in Grippezeiten gut vorbeugend, aber auch gegen Frühjahrsmüdigkeit. Ferner ist er leicht harntreibend und hilft Schlacken auszuschwemmen.

Ein altes Mittel gegen Nierensteine ist Tee aus getrockneten Hagebuttenkernen: 2 EL Kerne werden über Nacht in $1/2$ l Wasser kalt angesetzt, dann eine halbe Stunde leicht geköchelt und durch einen Kaffeefilter filtriert. Diesen Tee 2–3 mal zwischen den Mahlzeiten lauwarm trinken.

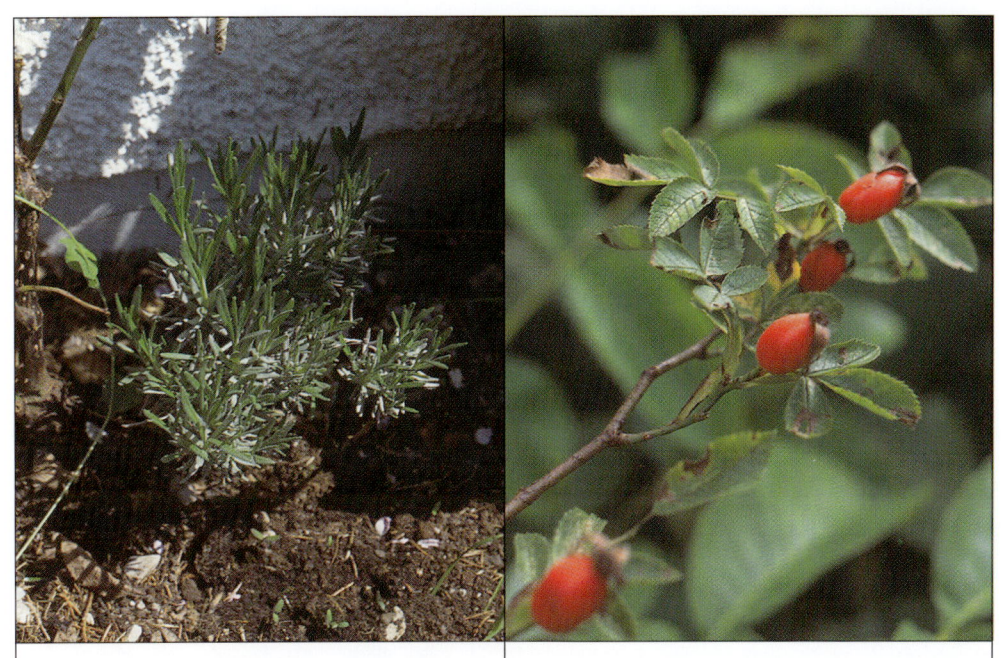

Lavendel   *Früchte der Heckenrose*

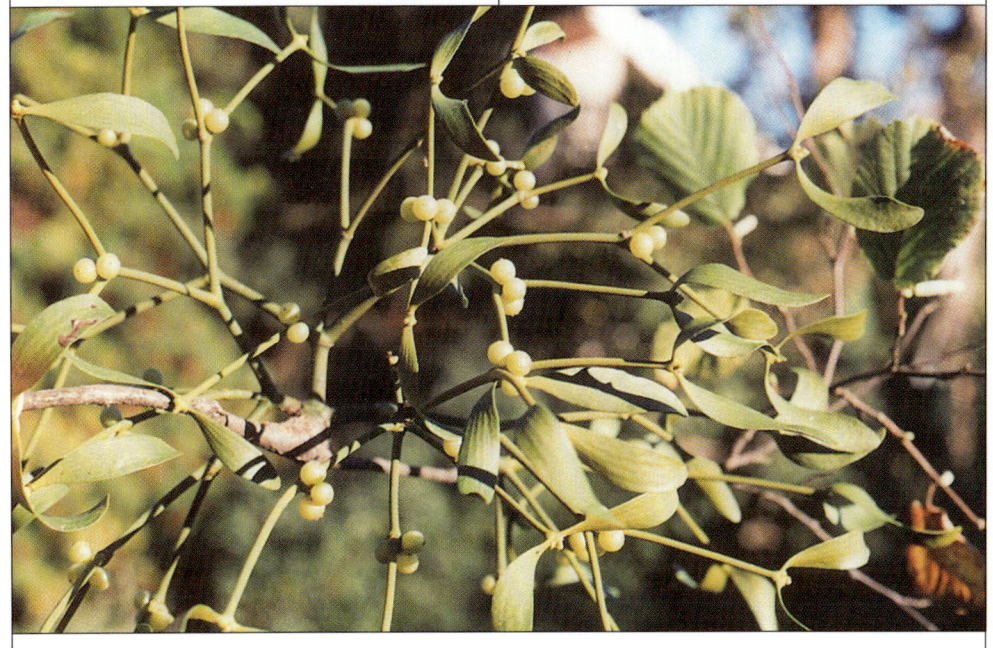

Mistel

Mistel *(Viscum album)*

Aus der Antike ist bekannt, daß schon Plinius d. Ä. die Mistel wegen ihrer Heilkraft hoch schätzte und sie als „die alles Heilende" bezeichnete. Sie hat all die Jahrhunderte unbeschadet überdauert und sitzt heute noch als Halbschmarotzer auf Obst- und Laubbäumen.

Von der Mistel werden die dünneren Stengel samt Blättern, aber ohne Beeren (!) gesammelt, entweder im März, April oder im November, Dezember.

Das Kraut wird getrocknet und im Kaltauszug zubereitet: 1 TL zerkleinertes Kraut auf 1 Tasse kaltes Wasser, zugedeckt über Nacht stehen lassen. Nur auf Trinkwärme erhitzen und nüchtern in kleinen Schlucken zu sich nehmen. Abends noch einmal eine Tasse. Eine Kur sollte etwa drei Wochen lang dauern.

Misteltee empfiehlt sich bei Herz- und Kreislaufbeschwerden. Ferner beugt er der Arterienverkalkung vor und ist auch stoffwechselfördernd.
Wie es die Mistel schafft, zu hohen oder zu niedrigen Blutdruck zu regulieren, ist für den Laien ein Rätsel, aber medizinisch erwiesen. – Sehr hilfreich ist Misteltee auch bei Wechselbeschwerden, wie Wallungen, Schweißausbrüchen und Nervosität.
Die Mistel enthält auch tumorhemmende Wirkstoffe und wird daher in der Krebstherapie wirkungsvoll angewendet – aber bitte nicht ohne Absprache mit dem behandelnden Arzt!

Soviel zur Heilkraft der Mistel. Aber falls Sie Misteln vor Weihnachten schneiden, sollten Sie doch auch etliche Zweige mit möglichst vielen, weißen Beeren zur Dekoration verwenden. Mit einigen Tannenzweigen gemischt, erfreut so ein Winterstrauß unser Auge – und auch das fördert unser Wohlbefinden!

Liebe Leserinnen und Leser!

Nun habe ich über vierzig verschiedene Heilpflanzen beschrieben, die mir sehr vertraut sind, die ohne besondere Mühen auch selbst gefunden und gesammelt werden können und die im „Normalfall" und als Vorbeugung von mir, unseren Müttern, Großmüttern und guten Freunden immer wieder mit guten Erfolgen angewendet werden. Daß darüber hinaus noch viele andere Heilkräuter in der Volksmedizin wirksam angewendet werden, ist unbestritten, und sie alle haben auch ihren wichtigen Platz in jedem Heilkräuterverzeichnis. Die meisten sind auch im Fachhandel erhältlich, so Sie weder Zeit noch Gelegenheit haben, sie selbst zu sammeln.

Wenn ich ganz ehrlich bin: Ich selbst habe nicht jedes Jahr alle die von mir erwähnten Kräuter vorrätig, vor allem dann, wenn sich kein Bedarf abzeichnet.

Wie dem auch sei: Wenn Sie sich mit einigen der beschriebenen Kräuter und Hausmittel ernsthaft beschäftigen, ist dies für den Hausgebrauch nützlicher, als dicke Bücher zu studieren und dann sehr wenig in die Praxis umzusetzen. Und wenn Sie bereits Heilkräuter verwenden, die ich nicht angeführt habe – bitte bleiben Sie dabei. Denn nichts ist besser als die eigene Erfahrung!

GESUNDES AUS GARTEN UND KÜCHE

Wenn ich nun meine Aufzeichnungen durch einige Kapitel über Hausmittel, Gesundes aus Garten und Küche vervollständige, hat dies seine guten Gründe: Es ist wohl hinlänglich bekannt, daß schlechte Ernährungs- und Lebensgewohnheiten sehr oft Ursachen von Krankheiten sind. Dies könnten Sie bei einigem guten Willen in Grenzen halten. Aber bitte, nehmen Sie meine zu Papier gebrachten Gedanken nicht als Belehrung, sondern als Aufforderung, etwas bewußter zu leben!
Ein Großteil der Menschen hat schon fast vergessen, daß wir nicht nur aus Körper und Geist bestehen, sondern auch eine Seele haben. Und die Erkenntnis: „Was kränkt, macht krank" ist oft der Grund vieler körperlicher Leiden.
Überdenken Sie daher in Ruhe Ihre Situation. Ein offenes, klärendes Gespräch zur rechten Zeit hat schon so manche Wogen geglättet. Und wenn es Ihren Mitmenschen nicht auffällt, daß Sie restlos überfordert sind, ist es doch keine Schande, zu sagen: „So wie bisher kann es nicht weitergehen. Ich schaffe es nicht mehr!"
Ein wenig Zeit – und sind es nur zehn Minuten – für das eigene ICH ist höchst notwendig. Solche Pausen, in denen man wirklich nichts bzw. nur etwas für sich selbst tut, verleihen neue Kraft und Schwung.
Und mit Schwung begeben wir uns nun in die Küche, denn auch hier können Sie eine Menge für die Gesundheit tun. Keine Angst – ich will Sie weder mit Diäten noch mit Kalorientabellen konfrontieren. Aber gerade in der Küche wird für das Wohl der Familie gesorgt – manchmal etwas zu viel!
Wenn immer wieder zu hören ist: langsam essen, gut kauen, so muß man wissen: die Verdauung beginnt im Mund und, ganz wichtig – das Signal der Sättigung kommt nicht vom Magen, sondern vom Gehirn! Das heißt, Schnellesser nehmen innerhalb der gleichen Zeit viel mehr zu sich als Langsamesser, denn die Zeitspanne bis zum Sättigungssignal ändert sich nicht!
Infolge des großen Warenangebots und der meist gut gefüllten Kühlschränke essen wir auch oft zu üppig. Mit körperlicher, manueller Anstrengung allein verbrauchen die wenigsten Menschen jene Kalorienmenge, die sie dem Körper zuführen. Übergewicht, Stoffwechselprobleme, Gicht, Leber-, Galle- und Herzbeschwerden usw. sind oft die Folgen.
Allein beim Kochen auf gehärtete und raffinierte Öle und Fette zu verzichten sowie die gewohnten Fettmengen zu reduzieren, wäre schon ein erster Schritt.

Gießen Sie, wenn Sie mit Öl kochen, nie direkt aus der Flasche Öl in den Kochtopf! Man verschätzt sich da ganz enorm, denn für einen Vier-Personen-Haushalt genügt oft schon ein Kaffeelöffel Öl für Suppen, Saucen, Ragouts, Reis etc. Reduzieren Sie auch die Fleischmahlzeiten, und sparen Sie ein wenig beim Wursteinkauf!

Die hohen Kalorienträger sind ja ohnehin bekannt, und vielleicht ist die bodenständige, regionale Küche etwas in Vergessenheit geraten. Erfreulicherweise gibt es auf diesem Gebiet recht gute Kochbücher. Und darin findet sich, dem heutigen Gesundheitsbewußtsein angepaßt, eine Reihe einfacher, schmackhafter und gesunder Rezepte für einen abwechslungsreichen Menüplan.

Da unser Wohlbefinden auch sehr vom Säure-Basen-Verhältnis in unserem Körper abhängig ist, sollten Sie mit Fleisch, fetter Wurst, fettem Hartkäse, Weißmehl, Weißzucker, Schokolade, Bohnenkaffee, Alkohol etc. sparsam umgehen, denn das sind die üblichen Säurebildner. Gute Basenbildner hingegen sind etwa viele Obstarten, besonders Bananen, diverses Gemüse, alle Wurzelgemüse, Kartoffel, Zwiebel, Knoblauch, Butter, Sauerkraut, Vollkornbrot, Vollkornteigware, Müsli, Sojaprodukte, Kräuter, vor allem Petersilie, Schnittlauch, Majoran, Oregano, Rosmarin, Salbei und Thymian.

Die Faustregel lautet: Unsere Nahrungsmittel sollten möglichst viele Basen- und möglichst wenig Säurebildner aufweisen. Unter diesen Erkenntnissen ist somit eine abwechslungsreiche, gemischte Kost durchaus angebracht.

Falls Sie an Übergewicht leiden: Die beste Kur, um einiges an Gewicht zu verlieren, ist noch immer: Iß die Hälfte! Und zwar zu den Hauptmahlzeiten. Sagen Sie nicht: „Ich nehme kein Mittagessen zu mir", und naschen Sie bald dort, bald da ein Stückchen. Diese „Häppchen" summieren sich unglaublich!

Ein Arzt, den ich sehr schätze, sagt: „Pro Monat 1 kg an Gewicht abzunehmen ist eine Leistung, und diese Gewichtsabnahme kann auch gut gehalten werden."

Also: Auch kleine Schritte führen zum Erfolg! Natürlich mit der nötigen Konsequenz!

Mit der Verdauung haben viele Menschen Schwierigkeiten. Ein Grundübel dabei ist: Man hat keine Zeit, gerade dann nicht. Und später überhört man wieder das entsprechende Signal des Körpers, weil eben vieles wichtiger ist. So handelt man sich langsam Verdauungsprobleme ein!

Wenn man bedenkt, daß alle unsere Körperorgane bestimmte „Arbeitsphasen" haben und sich ganz wunderbar eins zum anderen fügt, daß das Ende unserer Verdauung bzw. die Ausscheidung in die Morgenstunden fällt – sollten wir

diesem natürlichen Vorgang nicht seine Zeit einräumen? Ich weiß schon, gerade am Morgen hat es jeder eilig, aber zehn Minuten früher aufstehen unserer Gesundheit zuliebe – das wäre wichtig!
Wichtig wäre es auch, die Blase beim entsprechenden Körpersignal zu entleeren. Viele Nieren- , Blasen- und Harnwegprobleme könnten dadurch vermieden werden. Die alten Leute sagten: „Steig nicht mehr über's Überstiegel, wenn sich die Blase meldet!" (Ein Überstiegel ist eine einfache Holztreppe, um über einen Zaun zu steigen.) Und weshalb sollten wir diese alte Weisheit heute nicht mehr zur Kenntnis nehmen?

Dille

Ich hoffe sehr, daß einige von Ihnen meine Anregung, einen Hausgarten anzulegen, in die Tat umgesetzt haben. Jene Gartenbesitzer, die sich ohnehin nie von ihrem Gemüsegarten getrennt haben, kommen ja bereits in den Genuß von etlichen guten Dingen aus dem Eigenbau.

Die Dille versorgt uns den ganzen Sommer über mit frischem Kraut und bereichert so unseren Speisezettel.
Bekömmliche Dillsauce zu Röstkartoffeln; Dill zu festlichen Fischgerichten. Was wären Gurken-, Zucchini- und Kürbisgemüse ohne Dill? In Kräutertopfen und als Einlegegewürz – überall verleiht Dill guten Geschmack.

Daß Dill jedoch auch in der Volksmedizin ein guter Helfer ist, wissen nur wenige Leute.
Dillkraut kann frisch und getrocknet für die Teezubereitung verwendet werden. Ein wenig davon zerkleinern, kochend brühen und zugedeckt 5 Minuten ziehen lassen.

Dieser aromatische Tee wirkt appetitanregend, verdauungsfördernd und harntreibend. Er ist jedoch auch, vor dem Zubettgehen, eine gute Hilfe zum Einschlafen.

Aus den großen gelben Blütendolden entwickeln sich in den Herbst hinein Samendolden. Nicht alle reifen im Garten aus. Dolden mit unreifen Samen schneide ich zu einem Strauß ab, stelle diesen in eine Vase zum Trocknen, und damit ist mein Vorrat an Kümmel gesichert.
Sie können Dillsamen wie Kümmel verwenden, und Ihre Speisen werden dann ebenfalls gesund gewürzt. Wenn ich in der Folge nun ab und zu Kümmel erwähne und in Klammer Dillsamen steht, so bedeutet dies, daß Sie statt Kümmel auch Dillsamen verwenden können.

Dille

Etwas zerstampfte (Omas Mörser wäre gefragt!) oder zerschnittene Dillsamen kochend brühen, zugedeckt 15 Minuten ziehen lassen und ungesüßt in kleinen Schlucken trinken, ist ganz hervorragend bei Blähungen und Magensaftmangel anzuwenden.

Dillsamen ist ein altes Hausmittel für stillende Mütter zur Anregung der Milchbildung: 1 TL zerkleinerter Dillsamen wird mit einer halben Tasse kochendem Wasser und einer halben Tasse kochendem Weißwein übergossen. Zugedeckt 5–10 Minuten ziehen lassen. Langsam trinken – aber pro Tag nur eine Tasse!

Kren (Meerrettich)

Der Kren gibt sich mit einer nahrhaften Gartenecke zufrieden. Jahrelang erfreut er uns mit seiner scharf schmeckenden Wurzel. Sie wird üblicherweise nur in Monaten mit einem „R" – also September, Oktober usw. – ausgegraben. Kren wird in einem Kistchen mit Sand im Keller gelagert und läßt sich auch gut einfrieren.

Frankfurter (Wiener) Würstchen mit Kren sind weitum bekannt; Semmelkren, Apfelkren, Oberskren und Essigkren als bekömmliche Beilagen zu Fleisch und Fisch. Dies nicht nur, weil es gut schmeckt, sondern auch weil Kren unsere Lebertätigkeit anregt und eine Verdauungshilfe bei fettem Essen ist.

Ein traditionelles Silvesteressen in vielen Familien ist das Krenfleisch:

Ein zerteilter Schweinskopf wird in einem Topf mit kochendem Wasser bedeckt, mit Salz, 2 EL Essig, 1 Lorbeerblatt, etwas Majoran, 5 Pfefferkörnern, 3 Wacholderbeeren gewürzt und bei kleiner Hitze gekocht. Etwa 20 Minuten vor dem Garwerden fügt man viel nudelig geschnittenes Wurzelwerk (Karotten, Sellerie und Petersilie) sowie etliche geschälte, rohe Kartoffeln bei und kocht alles fertig. Das Fleisch wird von den Knochen gelöst und mit der Suppe samt Wurzelwerk und Kartoffeln angerichtet. Mit frisch geriebenem Kren, ganz nach Geschmack, wird das delikate Gericht serviert!
Statt Schweinskopf kann auch Schweinsschulter oder -bauch verwendet werden.
Krenwurzelscheiben sind auch eine gute Konservierungshilfe beim Gurkeneinlegen oder beim Zubereiten von Essiggemüse.

Krenscheiben sind auch in der Volksmedizin als „Krenpeten" zur Fiebersenkung bekannt. Auf ein stärkeres Garn werden Krenscheiben aufgefädelt und um die zuvor eingefetteten Hand- oder Fußgelenke gebunden.
Dieser ableitenden Kraft des Krens bedient man sich auch bei rheumatischen Beschwerden. Die schmerzende Stelle zuerst einfetten, dann auf ein Stoffstück frisch gerissenen (geschabten) Kren geben und auflegen, 2–5 Stunden darauf lassen.

Kren (Meerrettich)

Meine Großmutter hat sich oft, wenn sie sich nicht wohl fühlte und Kopfweh hatte, frische, ein wenig zerknüllte Krenblätter auf Stirn und Schläfen gelegt und mit einem Baumwolltuch fixiert. Dann legte sie sich nieder. Nach einiger Zeit nahm sie das Tuch samt Blättern – sie waren mittlerweile fast trocken geworden – ab und fühlte sich wieder wohler.
Mit so einfachen Mitteln kann manchmal geholfen werden. Nur: Etwas Ruhe und Zeit braucht man schon dazu!

Kohl

Kohl läßt sich beinahe als Ganzjahresgemüse bezeichnen. Zuerst können Sie im eigenen Garten die frühen Kohlsorten ernten, dann folgen im Herbst die Spätsorten, und auf dem Markt und in den Gemüseecken der Geschäfte steht Kohl den ganzen Winter über zur Verfügung.

Kohl ist unter anderem reich an Mineralien, wie Magnesium, Kalium, Calcium, Phosphor, Natrium und Eisen, hiermit ein gesundes Gemüse, das fast ausschließlich gekocht oder gedünstet gegessen wird. Da gibt es Kohlgemüse, Kohlrouladen, Kohlminestrone, Eintopfgerichte mit Kohl, sogar panierten Kohl, usw.

Ein gutes und einfaches Kohlgericht:

Einen kleinen Kohlkopf vierteln und – nach Entfernen des Strunks – einige Minuten in kochendem Salzwasser mit etwas Kümmel (Dillsamen) kochen. In 1 TL Öl 10 dag geräucherten, durchzogenen Speck, kleinwürfelig geschnitten, anrösten, Kohl aus dem Sud nehmen, in Streifen schneiden, zum Speck geben und kurz dünsten lassen. Dann 1 Becher Crème fraîche dazugießen und zugedeckt ca. 10 Minuten fertig dünsten. Mit Pfeffer, Salz und geriebener Muskatnuß abschmecken. Dazu schmecken gekochte Kartoffeln sehr gut.

 In der Volksmedizin werden die frischen, grünen Außenblätter etwas zerdrückt und bei Venenschmerzen und Venenstau aufgelegt. Beine hochlagern!

Einige blanchierte Kohlblätter, bei Arthrosen aufgelegt, können die Schmerzen ebenfalls ein wenig lindern.

Weißkraut

Krautköpfe waren wohl schon vor Jahrhunderten Bestandteil jedes Gemüsegartens, und bis heute wird das Kraut mit seinen vielen wertvollen Inhaltsstoffen geschätzt: reich an Mineralien, wichtigen Vitaminen, vor allem Vitamin C. Hier gilt es, eine Besonderheit festzuhalten: Kraut hat als Inhaltsstoff auch Arcorbigen – eine Stammsubstanz des Vitamin C –, das erst durch Kochen aus ersterem entsteht. Wir wissen, daß durch Kochen Vitamin C oft mehr oder weniger verlorengeht, beim Kraut allerdings entsteht erst durch Kochen dieses gesunde Vitamin.
Im eigenen Garten benötigt Kraut einiges an Platz, aber, so dieser vorhanden – auf nährstoffreichem Boden gedeiht Kraut prächtig. Und zwar in drei Etappen: früh, mittelfrüh und spät!
Bei gutem Wetter können Sie den ersten Krautkopf meist Anfang Juli abschneiden; das ergibt dann das erste Krautfleckerlessen!

Was Kraut betrifft, hat wohl jede Hausfrau ihre Rezepte. Eine meiner „Krautspeisen": Die Krautlaibchen.

Wir schneiden einen kleinen Krautkopf, rösten in wenig Fett eine kleingeschnittene halbe Zwiebel und ca. 10 dag durchwachsenen Speck etwas an und geben das geschnittene Kraut dazu. Würzen mit etwas Salz und Pfeffer, zudecken und etwa 10 Minuten dünsten. Ankühlen lassen, 2–3 ganze Eier und 2 kleingeschnittene Knackwürste zufügen und soviel Semmelbrösel beigeben, daß sich die Masse bindet. Dann werden Laibchen geformt, in Mehl, Ei und Bröseln gewendet und in Fett goldgelb gebacken. Dazu reichen Sie Kartoffeln und Salat.

In der Volksmedizin werden, wie beim Kohl, die Krautblätter zur Linderung bei Arthroseschmerzen aufgelegt. Auch schätzt man das Kraut wegen der Ballaststoffe – sie bringen Bewegung in den Darm. Allerdings: für Magen- und Darmkranke ist dieses „grobe" Gemüse nicht so empfehlenswert.
Um Kraut besser verdaulich zu machen, gibt man bei vielen Krautgerichten Kümmel (Dillsamen) bei.

Weißkraut

Kraut ist, wie gesagt, ein Gemüse, das den ganzen Winter über in guter Qualität angeboten wird – machen Sie davon Gebrauch!
Weißkraut wird auch zu Sauerkraut verarbeitet. Diesem hochwertigen Produkt gehört der folgende Abschnitt.

Sauerkraut

Gewiß haben Sie schon einmal davon gehört: Als in der Vergangenheit die Seeleute auf den Weltmeeren mit ihren Segelschiffen ohne Sauerkraut unterwegs waren, zeigten sich gewaltige Mangelerscheinungen, vor allem Skorbut. Dem wurde durch Sauerkraut Abhilfe geschaffen: Ganze Fässer mit Sauerkraut wurden an Bord genommen und die Ernährung derart verbessert, daß die Seeleute fürderhin wesentlich gesünder die Meere befahren konnten!
Auch bei der bäuerlichen Bevölkerung war das große Krautfaß, gefüllt mit gesundem Sauerkraut, viele Jahrzehnte hindurch fixer Bestandteil des Wintervorrates. Damals gab es noch die Großfamilie, und die doch etwas aufwendige „Sauerkrautpflege" lohnte sich. Heutzutage sind die Familien meist wesentlich kleiner; Gepflogenheiten und Ernährungsgewohnheiten, auch das Marktangebot und damit die Vorratswirtschaft haben sich sehr geändert. Ein Krautfaß wird nur mehr selten gefüllt. Eine kleinere, ebenfalls gesunde Variante wäre Weißkraut im Gärtopf!

Da Sauerkraut eine Milchsäuregärung durchmacht, ist es roh genossen besonders gesund. Aufgrund des Milchsäuregehalts werden im Verdauungstrakt Gärungen bekämpft und die Verdauung gefördert. Etwas rohes Sauerkraut vor dem Essen oder ein Salat daraus mit geriebenem Apfel, gehackten Nüssen, etwas Öl, Zitrone und Zucker sind eine gute Verdauungshilfe.
Durch regelmäßige, kleine Mengen roh genossenen Sauerkrauts wird unser gesamter Organismus gestärkt.
Sauerkrautsaft ist für unsere Gesundheit ein ganz wertvolles Getränk. Er reinigt Magen und Darm und fördert die Entwicklung der so notwendigen Darmflora. Nüchtern eine Tasse verdünnter Sauerkrautsaft, in kleinen Schlucken getrunken, ist ein wahrer Gesundbrunnen!

Karotte *(Gelbe Rübe)*

Die Karotte ist ebenfalls ein vielseitiges, gesundes Gemüse. Schon seit altersher geschätzt, hat sich diese Einstellung bis heute erhalten, und Karotten sind das ganze Jahr auf dem Markt. Es liegt nur an uns, dieses gesunde Gemüse auf den Tisch zu bringen.

Neben Mineralstoffen und Vitaminen – vor allem dem hohen Anteil an Carotin, der Stammsubstanz des Vitamins A – sind es auch die Rohfasern der Karotte, die für die wichtigen Ballaststoffe sorgen.

Karotten sind eine beliebte Kinder- und Krankenkost, müssen aber in letzterem Fall fein geraspelt und gut durchgedünstet werden. Dabei möchte ich gleich erwähnen: Zu Karotten oder Karottensaft, egal, in welcher Form, sollte stets etwas Butter oder Öl beigegeben werden, damit das wertvolle Carotin vom Körper besser verwertet werden kann.

Karotten werden zu Gemüse, zu Suppen oder Beigabe zu Gemüsesuppen, Mischgemüse, Gemüseaufläufen und Wurzelsaucen verwendet, als Salat, roh oder gekocht, und zu Rohkostgerichten. Sie werden sogar zur guten, saftigen Karottentorte verarbeitet.

Die Volksmedizin weiß, daß mittels der Karotte Fäulnisvorgänge im Darm gemindert werden können. So ist Karottengemüse bei Magen- und Darmproblemen zu empfehlen.

Eine rohe, feingeriebene Karotte hilft bei Sodbrennen, übrigens genauso wie trockene, gut gekaute Haferflocken. – Karotten, roh oder gekocht gegessen, tun der Haut gut. Nüchtern eine rohe Karotte, fein gerieben, mit ein wenig Öl, Zitrone und Honig abgemischt, stärkt unsere Abwehrkräfte.

Frisch gepreßter Karottensaft mit etwas Öl stärkt unseren Sehnerv und ist vor allem im Herbst ein gutes Vorbeugungsmittel gegen alle Erkältungen.

Wenn Sie Karottensaft pressen, können Sie auch 1 TL Saft für Ihre Schönheit abzweigen. Vermischt mit 1 Eidotter und etwas gutem Öl, ergibt dies eine ausgezeichnete Gesichtspackung für trockene und müde Haut.

Für fette Haut nehme man ebenfalls 1 TL Karottensaft, vermischt mit 1 Eiweiß und etwa 2 EL Weizenmehl.

Beide Packungen werden auf das gereinigte Gesicht aufgetragen. Mindestens eine Viertelstunde einwirken lassen und dann warm abwaschen bzw. die Mehlpackung abziehen und lauwarm waschen.

Insgesamt läßt sich mit gutem Recht sagen: Karotten schmecken gut, Karotten sind gesund, und Karotten machen schön!

Rote Rübe *(Rote Bete)*

Im eigenen Garten sind Rote Rüben ein völlig problemloses Gemüse. Nach den Eisheiligen (12.–14. Mai) lege ich die Samen in die Erde. Wenn sich die Pflänzchen zeigen – sie haben bereits rote Stengel und rötliche Blattunterseiten –, wird gejätet und der Boden gelockert. Dann können sich den ganzen Sommer über die schmackhaften Roten Rüben entwickeln!

Sie haben besonders viele gesunde, für unseren Körper wichtige Inhaltsstoffe: die Vitamine A, B1, B2, B6 und C, Mineralstoffe – vor allem Eisen, auch Phosphor, Calcium, Magnesium, Kalium, Natrium, Schwefel und Jod. Der gute Geschmack ergibt sich aus dem ausgewogenen Zucker-Säure-Verhältnis, und der rote Farbstoff wird vom Körper vollständig ausgeschieden.

Im Herbst werden die Roten Rüben geerntet. Das Blattwerk wird knapp oberhalb der Rübe abgeschnitten. Wenn die Schnittstelle etwas abgetrocknet ist, erfolgt die Lagerung in einer mit Sand oder Erde gefüllten Kiste im Keller.

Rote Rüben werden auch den ganzen Winter über im Handel angeboten. Wenn ich im Verlauf meiner Ausführungen die regionale Küche mit ihrer abwechslungsreichen Hausmannskost erwähnte, so möchte ich noch einmal auf das reichhaltige heimische Obst- und Gemüseangebot zurückkommen: Es sorgt nicht nur im Sommer, sondern auch im Winter mit seiner großen Sortenvielfalt für gesunde Ernährung. Auch im Winter gibt es heimische Salate, Chicorée, Chinakohl, Lauch, Weiß- und Rotkraut, schwarzen Rettich, Kartoffeln, Karotten, Sellerie, Petersilie, Kohl, Kohlsprossen, Zwiebeln, Rote Rüben und noch etliches andere aus Glashäusern. Mit diesem Angebot ist mein Wintergemüsebedarf gedeckt, und ich brauche weder frische grüne Bohnen noch sonstiges aus anderen Kontinenten. Alles zu seiner Zeit – das wäre auch eine Überlegung wert!

Aber zurück zur Roten Rübe: In der Volksheilkunde wird sie wegen ihres hohen Eisengehalts als blutbildend und blutverbessernd geschätzt. Sie gilt auch als appetitanregendes, allgemein stärkendes Gemüse. In ihr wurden auch tumorfeindliche Wirkstoffe nachgewiesen, wodurch sie in der Krebstherapie eine wertvolle Hilfe darstellt.

Rote Rübe (Rote Bete)

☕ Will man die Rote Rübe als „Gesundheitsmittel" anwenden, ist es sinnvoll, ihren Saft zu trinken. Bitte ja nicht zuviel – ein Achtelliter in kleinen Schlucken auf einmal reicht! Größere Mengen kann der Magen schlecht verarbeiten; er reagiert mit Völlegefühl und Bauchschmerzen.

⚕ Frischer Rote-Rüben-Saft wirkt wohltuend bei schwacher Lunge, bei Katarrhen und ständiger Heiserkeit, desgleichen vorbeugend gegen Erkältungen und grippale Infekte.
Ich habe mir angewöhnt, jeden Herbst (ca. 14 Tage lang) ein Glas Saft aus Roter Rübe, Karotte und Apfel mit einem Butterbrot als Zwischenmahlzeit zu nehmen – das schmeckt gut und tut gut. Vielleicht probieren Sie es auch?

🍴 In der Küche ist die Rote Rübe als Salat sehr bekannt. Um nicht jedesmal Rote Rüben für eine Salatschüssel voll kochen zu müssen, fülle ich nach Großmutters Rezept einen Steinguttopf mit gekochten, grob geraffelten Roten Rüben, koche verdünnten Essig mit etwas Salz, Zucker und Kümmel (Dillsamen) auf und übergieße die Roten Rüben noch heiß. Dann schneide ich von einer Krenwurzel Scheibchen ab und mische diese unter den Salat. Der Topf wird in den Keller gestellt, und ich habe für wenigstens 14 Tage Salat zur Hand. Im Gemüsegarten stehen die Roten Rüben meist zu dicht. Wenn sie etwas größer als Radieschen sind, beginne ich, sie auszulichten. Diese zarten, kleinen Roten Rüben werden in Salzwasser gekocht, geschält und warm mit etwas Butter als Vorspeise gegessen. Schmeckt ausgezeichnet!

Aus der russischen Küche ist der Borschtsch sehr bekannt und wird in vielen Kochbüchern beschrieben. Ich habe ein sehr gutes Rezept aus Rußland, und zwar einen russischen Sauerkrautsalat für 4-6 Personen:

500 g Sauerkraut
200 g rohe Rote Rüben
200 g Äpfel
50 g Zwiebeln
5 EL Öl
100 g Sonnenblumenkerne

Das Sauerkraut klein schneiden, die Roten Rüben und Äpfel fein raspeln und die Zwiebeln ebenfalls fein schneiden. Alles gut vermischen, Öl dazugeben, noch einmal mischen, etwas ziehen lassen und vor dem Servieren mit Sonnenblumenkernen bestreuen. *Guten Appetit!*

Knollensellerie

Auch die Sellerie ist fast das ganze Jahr hindurch in den Gemüseregalen in guter Qualität anzutreffen. Für unsere Ernährung besitzt dieses Gemüse wegen seines Gehalts an ätherischen Ölen, die den typischen Geschmack bedingen, einen hohen Stellenwert.

Auch Mineralstoffe und Vitamine machen die Knollensellerie zu einem gesunden Gemüse.

Was wäre gekochtes Rindfleisch ohne Sellerie, Karotten und Petersilienwurzel? Auch Rindsuppe mit etlichen Einlagen schmeckt uns immer wieder. Nur für Rheuma- und Gichtleidende ist sie verboten!

Sellerie schmeckt auch in Form von Suppen, Salat, als eigenständiges Gemüse oder gemischt mit anderen Gemüsesorten ausgezeichnet. Sehr gut sind gefüllte Selleriescheiben:

Eine große Knolle in Salzwasser bißfest kochen, schälen und auskühlen lassen. Dann in $1/2$ cm dicke Scheiben schneiden. Jeweils eine Scheibe Käse (Gouda, Emmentaler) und eine Scheibe Schinken zwischen zwei Selleriescheiben legen. Mit Mehl (in dieses gibt man etwas Salz und Pfeffer), Ei und Semmelbröseln panieren und in heißem Fett goldbraun ausbacken. Mit Petersilienkartoffeln oder Reis und Salat als Beilagen ein sehr gutes Hauptgericht!

In der Volksmedizin wurde Sellerie schon sehr früh als harntreibendes Mittel geschätzt. Ihre Wirkstoffe regen die Nierentätigkeit an; somit wird unser Körper durch vermehrte Ausscheidung entschlackt und entwässert.

1 EL feingeriebene, rohe Sellerie mit $1/4$ l kochendem Wasser gebrüht, 15 Minuten zugedeckt ziehen lassen, abseihen und lauwarm trinken (nüchtern und am Abend je 1 Tasse in kleinen Schlucken), hilft Wasser aus dem Gewebe abzubauen und gilt als Hilfe bei Gewichtsreduktion. Auch wird Sellerie als allgemein stärkendes und blutreinigendes Gemüse oder Gemüsesaft geschätzt.

Zwiebel

Seit Jahrhunderten hat die Zwiebel – sehr zu Recht – ihren festen Platz in Garten und Küche. Aus seiner Heimat in Westasien brachten Kreuzfahrer dieses aromatische, gesunde Gemüse nach Europa, das sich wie kaum ein anderes der vielfältigsten Verwendungsmöglichkeiten erfreut.

Wer kennt sie nicht, die gelben, weißen und roten, mit etlichen trockenen Schalenschichten umhüllten Zwiebeln? Und bei letzteren fangen wir auch gleich mit der Verwendung an: Die gelbbraunen Zwiebelschalen eignen sich nämlich sehr gut zum Färben, z.B. als Osterbrauch zum Eierfärben: Rohe Eier werden mit möglichst gefiederten Frühlingsblättern (Buschwindröschen, Wasserkraut etc.) 4–5 Stück pro Ei belegt, mit trockenen Zwiebelschalen umhüllt, am besten in einen alten Nylonstrumpf vorsichtig hineingeschoben und mit einem festen Faden knapp gebunden. Auch das nächste Ei mit Blättern, eventuell auch Blüten (Veilchen, Himmelschlüssel) und Zwiebelschalen umhüllen und in den Strumpf binden. Diese „Eierkette" in einem Topf mit Wasser und einem guten Schuß Essig 10 Minuten vorsichtig kochen. Die Eier aus dem Strumpf schneiden, feucht abwischen und, solange sie noch warm sind, mit einem Stückchen Speck abreiben. Jedes Ei ist ein Unikat, und wunderschöne Ostereier zieren Ihren Festtagstisch!

Mit Zwiebelschalen können Sie auch Stoffe und Schafwolle färben. – Auch Ihre Haare bekommen durch Zwiebeltönung einen Braunton: Etwa 5 dag Zwiebelschalen werden mit $1/4$ l kaltem Wasser zum Kochen gebracht. Aufkochen und dann ziehen lassen. Etwas Essig dazugeben und filtern. Tragen Sie diese Flüssigkeit mehrmals auf Ihre Haare auf, bis Sie den gewünschten Ton oder das Abdecken der grauen Haare erreicht haben.

Ohne Zwiebeln wäre es um unsere Küche wohl schlecht bestellt. Sie sind das ganze Jahr über auf dem Markt: Im Frühling und Sommer die schmackhaften Frühlingszwiebeln für den Rohgenuß, später bereichern die verschiedenen Zwiebelsorten unseren Speiseplan. Bei uns wird die Zwiebel meist gekocht; es ist jedoch bekannt, daß in Ländern, in denen sehr viel Zwiebeln roh gegessen werden, die Menschen gesund ein hohes Alter erreichen.

Zwiebel

Die Volksmedizin weiß seit langem den gesundheitlichen Wert der Zwiebel zu schätzen. Bei Bronchitis, Husten, Erkältungskrankheiten ist Omas „Zwiebelfleck" (roh geschnittene Zwiebel, in etwas Schweineschmalz gedünstet und warm auf ein Tuch gestrichen), auf Brust oder Rücken aufgelegt, immer ein wirksamer Helfer.

1 EL feingeschnittene Zwiebel mit $1/4$ l heißer Milch übergießen, 15 Minuten zugedeckt ziehen lassen. Abseihen, etwas mit Honig süßen – ein wirksames Getränk bei allen Erkältungskrankheiten, vor allem für Kinder!

In Grippezeiten sollten Sie ab und zu heiße Rind- oder Hühnersuppe mit frischen, dünngeschnittenen Zwiebelringen zu sich nehmen – die Zwiebel stärkt unsere Abwehrkräfte!

Bei Halsschmerzen und Heiserkeit ist lauwarmes Zwiebelwasser, schluckweise genommen, eine wirksame Hilfe. Eine Zwiebel wird in dünne Scheiben geschnitten, mit warmem Wasser übergossen und einige Stunden zugedeckt stehen gelassen. Abseihen und die Flüssigkeit zum Trinken anwärmen.

Bei verlegter Nase und leichten asthmatischen Beschwerden erleichtert der Geruch frischer Zwiebeln (es werden Öle und Aromastoffe frei) das Atmen.

Eine Zwiebelscheibe ist auch als Erste Hilfe bei Insektenstichen gut anzuwenden. Stachel gegebenenfalls entfernen und die Zwiebelscheibe auf die betreffende Stelle legen. Schmerz und Schwellung können fast vermieden werden.

Die Zwiebel regt mit ihren wertvollen Inhaltsstoffen Leber und Bauchspeicheldrüse an, begünstigt die Herztätigkeit und bekämpft altersbedingte Gefäßveränderungen.

Niemand hindert Sie somit daran, sich so oft als möglich der gesunden und schmackhaften Zwiebel zu bedienen!

Knoblauch

Das Wissen um die keimtötende und gesunde Kraft des Knoblauchs geht weit zurück. Schon beim Bau der ägyptischen Pyramiden, als tausende Menschen unter primitivsten Verhältnissen lebten und arbeiteten, wurden Unmengen von Knoblauch verabreicht, um der Seuchengefahr entgegenzuwirken.

Knoblauch ist auch ein nicht wegzudenkender Bestandteil unserer Kochzutaten. Was wäre ein Schweinsbraten ohne Knoblauch? Bratwürste, Faschiertes (Hackfleisch) und viele andere Fleischgerichte bekommen durch Knoblauch – nebst anderen Gewürzen – ihren Geschmack. Auch Fisch, Gemüsen, Salaten, Saucen, Suppen, Aufstrichen und vielen sonstigen Gerichten wird Knoblauch beigegeben.

Knoblauchbrot schmeckt im Winter besonders gut. Weiß- oder Graubrot wird in Scheiben geschnitten. Auf 10 dag abgerührte Butter drückt man 5–6 Zehen Knoblauch durch die Knoblauchpresse, würzt mit Salz, verrührt alles gut und bestreicht damit die Brotscheiben. Das Brot wird wieder zusammengesetzt, in Alufolie gewickelt und im heißen Rohr ca. 10–15 Minuten gebacken.
Auch geschälte, ganze Knoblauchzehen, in Öl eingelegt und einige Zeit stehengelassen, ergeben eine pikante Beilage sowie ein aromatisches Knoblauchöl.

In der Volksmedizin erfreuen sich frisch zerdrückte Knoblauchzehen größter Beliebtheit. Ja ja, ich weiß schon – der Geruch! Verspeisen Sie Knoblauch nicht knapp vor dem Zusammentreffen mit familienfremden Menschen. Und essen Sie nach ihm, der meist mit etwas Butter oder anderem Fett aufs Brot kommt, einen rohen Apfel. Aber auch mit Joghurt vermischt, schmeckt Knoblauch recht gut. Regelmäßig eine kleine Menge Knoblauch (etwa 1 Zehe pro Tag) genossen, senkt erhöhte Blutfettwerte sowie den Blutdruck und hilft dadurch, der Gefäßverkalkung und den damit verbundenen Altersbeschwerden vorzubeugen. Die Wirkstoffe des Knoblauchs fördern die Durchblutung und regulieren die Herz-Kreislauf-Tätigkeit. Sie unterstützen auch die Leberfunktion und aktivieren den gesamten Stoffwechsel. Außerdem wirkt Knoblauch, wie bereits erwähnt, im Magen-Darm-Trakt stark desinfizierend. Somit ist er bei allen bakteriellen Beschwerden in diesem Bereich eine gute Hilfe. Dies betrifft auch die Harnwege, wo sich manchmal bakterielle Quälgeister einnisten.

Angesichts so vieler Heilkraft in vielen wichtigen Funktionen unseres Körpers dürfen wir wohl manchmal etwas nach Knoblauch riechen – meinen Sie nicht auch?

Apfel

In unserem Obstgarten stehen etliche alte Apfelbäume, die ich nicht missen möchte. Im Frühling erfreut die Apfelbaumblüte, zuerst mit rot und rosa gefärbten Knospen und dann die weiße, vollerblühte Blüte, nicht nur unser Auge, auch viele Bienen finden einen reichgedeckten Tisch. Sie sorgen dafür, daß es im Herbst eine gute Apfelernte gibt.

Wir ernten kein Tafelobst, sondern kleine und größere Äpfel und alte Sorten, wie Lederer, Brunner, Bonapfel, Maschansker sowie etliche andere, deren Name ich nicht kenne.
In guten Obstjahren ist unser Keller mit Eß- und Kochäpfeln, 1–2 Fässern Apfelmost, vielen Flaschen mit Süßmost und etlichen großen Glasbehältern mit Apfelessig gefüllt.
Wie reich ich mich da fühle! Auch Ihnen möchte ich vor Augen führen, wie wertvoll unsere Äpfel sind. Besonders steirische Äpfel haben durch gute Qualität im Handel den besten Ruf. Und der alte Spruch „Wer täglich einen Apfel ißt, bei dem hat der Doktor wenig zu tun" besitzt noch immer Gültigkeit.

Der Apfel ist ein hoher Vitaminträger; er enthält Mineralstoffe, Fruchtzucker, Pektine und sehr viele Ballaststoffe. Gerade letztere sorgen für gute Verdauung und sind Voraussetzung für eine regelmäßige Darmentleerung. Leiden Sie unter Verstopfung, essen Sie Äpfel! Samt der Schale, denn auch darin sind wertvolle Inhaltsstoffe. Bei ausgesprochener Verdauungsschwäche versuchen Sie täglich nüchtern einen roh geriebenen Apfel zu essen!
Bei Durchfall reiben Sie ebenfalls einen rohen Apfel, lassen diesen jedoch so lange stehen, bis er braun ist, und essen ihn erst dann löffelweise.
Der regelmäßige Genuß von Äpfeln beeinflußt den gesamten Organismus positiv, hilft sogar, den Cholesterinspiegel zu senken und beugt dem Herzinfarkt vor. Auch bei Kopfweh und Migräne empfehle ich Ihnen einen Apfel.
Äpfel sind kalorienarm; Apfelsäure verringert das Hungergefühl. Außerdem sorgt regelmäßiger Apfelgenuß für reine Haut.

Apfel

In der Küche sind Äpfel vielfältig zu verwenden. Der duftende Bratapfel, Apfelmus, Kompott, Marmelade, Gelee, Apfelstrudel, Apfelkuchen, Apfeltorte, gebackene Apfelscheiben, Dörrobst usw.

Äpfel werden im Herbst zu etlichen Produkten umgewandelt, die es ebenfalls wert sind, erwähnt zu werden.

Apfelsaft

Frisch gepreßter Apfelsaft, welcher ganz einfach mit der Saftzentrifuge herzustellen ist, hilft bei Magen- und Darmbeschwerden. Über den Tag verteilt kleine Schlucke trinken. – Dieser frische, rohe Apfelsaft tut auch bei Leber- und Gallenstörungen gut, aber ebenfalls nur in kleinen Schlucken verteilt. Außerdem ist er appetitanregend.

Zur Erntezeit, wenn die Obstmühle – in der die Äpfel zerkleinert werden – und die Obstpresse in Betrieb sind, fließt dieser süße, naturtrübe bis ganz klare Apfelsaft eimerweise! Dann wird Süßmost auf Vorrat konserviert. Er ist ein gutes, gesundes und nur fruchtzuckerhältiges Getränk, das pur oder verdünnt mit Wasser oder Mineralwasser getrunken wird.

Apfelmost

Durch Gärung entsteht aus Apfelsaft Apfelmost, der freilich zu den alkoholischen Getränken zählt.
Im Winter wird ab und zu guter, heißer Glühmost mit etwas Zucker, Zimtrinde und Gewürznelken zubereitet, und zur warmen Jahreszeit wird nach getaner Arbeit unter dem Nuß- oder Lindenbaum manch irdene Krug mit kühlem Most geleert. – Dies allerdings ist für Rheuma- und Gichtpatienten wegen des Säuregehaltes verboten!

Apfelessig

Aus gegorenem Apfelmost können Sie ganz einfach den sehr gesunden und guten Apfelessig herstellen.
Es genügen eine große Flasche (5 l oder 10 l) und ein Stück der sogenannten Essigmutter. Das ist eine gallertartige Scheibe, welche durch die Essigbakterien gebildet wird.

Apfel

Auch die Essigmutter „wächst". Jeder, der selbst Essig ansetzt, kann Ihnen ein Stück Essigmutter abgeben, oder Sie kaufen diese im Reformhaus.
Nur eines sollten Sie bedenken, wenn Sie die Essigmutter in die Flasche geben und mit Most auffüllen – es muß die Zeit des abnehmenden Mondes sein! Und ganz wichtig: Die Flasche nicht dicht verschließen, die Essiggärung benötigt Belüftung durch Sauerstoff! Stellen Sie das Gefäß, nur mit einem Stoffstückchen zugebunden, bei Raumtemperatur auf, und nach einiger Zeit hat sich Ihr Most in besten Essig verwandelt!
Dieser Apfelessig wird wie jeder andere Essig in der Küche verwendet. Aber er eignet sich auch ganz ausgezeichnet als Putzhilfe. Alle Fliesen, Kacheln und Fensterscheiben lassen sich mit Essigwasser gut reinigen. Kühlschrank und Tiefkühltruhe sollten mit Essigwasser ausgewaschen werden. Unangenehme Gerüche werden, wenn man mit Essig befeuchtete Tücher aufhängt, bald verschwinden.

Apfelessig ist aber auch in der Volksmedizin eine gute Hilfe. Bekannt sind bei Fieber die ableitenden Essigsocken. In lauwarmes Wasser einen guten Schuß Essig, Socken einweichen, ausdrücken und dem Patienten überziehen. Mit einem trockenen Badetuch abdecken und wirken lassen.
Wer Kopfschmerzen hat, sollte es mit Essigwasser-Wadenwickeln versuchen; auch diese haben eine gute ableitende Wirkung.
In Grippezeiten täglich mindestens $1/4$ l Essigwasser trinken, stärkt unsere Abwehrstoffe, und wollen Sie das Gewicht reduzieren, ist das Trinken von Essigwasser ebenfalls eine gute Hilfe. Apfelessig reguliert unseren Stoffwechsel.
Bei zu hohen Cholesterinwerten sollten Sie 3 Wochen täglich nüchtern 1 EL Apfelessig, mit einem Glas Wasser verdünnt, trinken.
Als Schlaftrunk bei Nervosität hat sich lauwarmer Apfelessig mit etwas Honig sehr bewährt.

Haben Sie gewußt, daß aus Äpfeln so viel Gutes und Gesundes kommt? Vielleicht wäre es sinnvoll, in so manchem Hausgarten statt Ziergehölzen einige Apfelbäume zu pflanzen!

Zwetschke

Der Zwetschkenbaum schmückt sich mit recht unscheinbaren Blüten. Dann verdecken die Blätter meist die grünen Früchte, und plötzlich, im Herbst, steht der Zwetschkenbaum mit vielen köstlichen blauen Früchten vor Ihren Augen.
Aber lassen Sie sich nicht verleiten, an kühlen Herbstmorgen kalte Zwetschken zu klauben und zu essen. Der Magen könnte es Ihnen verübeln und mit akuten Schmerzen protestieren.

In der Küche werden mit Zwetschken wahre Köstlichkeiten zubereitet: Zwetschkenknödel, Zwetschkenkuchen, Zwetschkenfleck, Kompott, Marmelade, Rumzwetschken, Powidl und Zwetschkenröster, um nur einige zu nennen.
Ich verkoche seit etlichen Jahren Zwetschken ganz ohne Zucker zu Marmelade, fülle diese dann in Gläser mit Schraubdeckel, lasse sie kalt werden, und dann kommen sie in die Tiefkühltruhe. Die jeweils aufgetaute Marmelade schmeckt ganz ausgezeichnet, muß aber bald verbraucht werden!
Entkernte Zwetschken für Kuchenbelag etc. lassen sich ebenfalls ganz gut einfrieren, und Sie können im Winter bei einer guter Zwetschkenmehlspeise die Zeit etwas zurückdrehen – zumindest in Gedanken!

Dörrzwetschken

Eine unvergeßliche Kindheitserinnerung ist jener köstliche Duft, wenn man an den in meiner Heimat üblich gewesenen Dörr-Hüttelln vorbeigegangen ist. Aus Steinen oder Ziegeln wurde ein kleines Hüttchen gemauert: Ein fester Boden für die Feuerstelle, dann, etwa mannshoch, die Wände mit Einschubleisten für die Roste, auf die das Obst gelegt wurde, und obenauf ein Holzdach. Leider gibt es nur noch ganz wenige dieser alten Dörranlagen, denn die Elektro-Dörren haben sie überflüssig gemacht.
Wie auch immer: Zwetschken duften nach wie vor während des Dörrvorganges und sind ein gutes, gesundes Produkt.

Allgemein bekannt sind Dörrzwetschken oder -pflaumen bei Verdauungsproblemen. Am Abend etliche Dörrzwetschken in Wasser einweichen, am Morgen die Früchte nüchtern essen und in kleinen Schlucken das raumwarme Wasser trinken. Dies wirkt als mildes Abführmittel, denn Dörrzwetschken sind verdauungsfördernd und appetitanregend.

Zwetschke

Sehr sinnvoll wäre es, an Kinder statt der üblichen Süßigkeiten Dörrobst (Dörrzwetschken, Apfelspalten, getrocknete Marillen, Rosinen etc.) zu verteilen. Wie schon erwähnt, erhöht weißer Zucker unseren Säurespiegel und entzieht dem Körper Kalk.

Meine Enkelkinder sind es gewohnt, in meinen Taschen „Hokus-Pokus" vorzufinden: das sind eben Dörrzwetschken, und sie sind damit vollauf zufrieden. Ich „zaubere" damit bei Bedarf immer etwas Süßes hervor. Nicht nur für die Kinder – ob Reise, Ausflug, Berg- oder Schitour: meine Dörrzwetschken fehlen nie!

In der ersten Adventwoche sollten Sie nicht auf den Zwetschkenkrampus vergessen: 3 Stück Draht, Dörrzwetschken, Feigen, 1 Walnuß und ein Stückchen roter Stoff für Zunge und Ohren. Zuerst werden auf die beiden Drahtstücke für Füße und Beine die Zwetschken „durchgefädelt". Dann wird ein drittes, kurzes Drahtstück (Rumpf und Halslänge) zu den beiden langen Stücken gelegt, und durch alle drei fädeln Sie getrocknete Feigen auf. Für die Arme biegen Sie nun die langen Drahtstücke wieder zur Seite und stecken Zwetschken darauf. Auf das kurze Drahtstück wird eine große Walnuß als Kopf gesetzt. Aus rotem Stoff werden eine lange Zunge und Ohren geschnitten und aufgeklebt. Die Augen werden mit schwarzem Stift aufgemalen. Eine Kette aus Strohhalmen, und fertig ist der traditionelle Zwetschkenkrampus!

Daß Dörrzwetschken auch in der Küche gut zu verwenden sind, soll Ihnen nachstehendes Rezept beweisen: „Zwetschkenstrudel von Hermi" – so steht's in meinem handgeschriebenen Kochbuch: Aus

500 g	glattem Mehl	120 g	Fett
30 g	Germ (Hefe)	2	Eidotter
1/4 l	Milch	1–2 EL	Rum und
70 g	Zucker		etwas Salz

wird ein Germteig gemacht. 500–600 g Dörrzwetschken werden ein wenig eingeweicht, dann aufgekocht und entkernt. Die entkernten Früchte werden nun zerschnitten und mit einer Handvoll Rosinen, Honig oder Zucker (je nach Geschmack), etwas Zimt, abgeriebener Zitronenschale und 1 EL Rum vermischt. Diese Fülle verteilen Sie auf dem ausgewalkten Germteig, rollen diesen zum Strudel ein und backen ihn bei 180–190° C ca. 35–45 Minuten.
Gutes Gelingen, und eine gemütliche Kaffeerunde!

Fenchel

Beim Wort „Fenchel" denken viele Leute an das Gemüse mit dem eigenartigen Geschmack. Fenchelknollen kommen oft auf den Markt, und, wie erwähnt, der Geschmack ist nicht jedermanns Sache.

In der Volksmedizin aber geht es um die Samen des Fenchels, deren Heilkraft seit Jahrhunderten bekannt ist.

Fenchel werden Sie in jedem Gewürzregal vorfinden, denn als Würze in der Küche wird er gerne verwendet, etwa für Backwerk, Brotgewürz und zu Fischgerichten.

Bei Blähungen, vor allem bei Babies und Kleinkindern, ist Fencheltee sehr bekannt. Für die Teebereitung sollte man die Samen etwas zerkleinern, damit sich die enthaltenen Öle und Wirkstoffe voll entfalten können.
1 TL zerkleinerter Samen mit 1 Tasse kochendem Wasser brühen, zugedeckt ca. 15 Minuten ziehen lassen, dann lauwarm schluckweise trinken.
Für Baby- und Kindertee entsprechend weniger Samen!

Fencheltee trägt auch zur Milchbildung stillender Mütter bei. – Wegen seiner krampflösenden Eigenschaft ist er bei Galle-, Magen- und Darmproblemen eine bewährte Hilfe.
Das im Fencheltee enthaltene Fenchelöl wirkt schleimlösend und auswurffördernd; es ist somit bei Husten und Verkühlung recht wirksam.
Haben Sie mit Stirn- oder Nebenhöhlen Probleme, sollten Sie täglich mehrmals einige Fenchelkörner fein zerkauen und schlucken.
Einige zerkleinerte Fenchelsamen, in Milch aufgekocht und zugedeckt ziehen lassen, abseihen und mit etwas Honig gesüßt, sind ein natürliches Beruhigungsgetränk, das auch als Schlaftrunk genommen werden kann.

Steirische Kürbiskerne

Steirische Kürbiskerne (und das daraus gewonnene steirische Kürbiskernöl) haben erst in den letzten Jahren einen weit über die Landesgrenzen hinausreichenden Bekanntheitsgrad erreicht. „Steirisches Kürbiskernöl" ist durch die EU ausdrücklich geschützt.

Haben Sie sich erst einmal an das ungewöhnlich dunkle, grünbraune Öl, das wie Wagenschmiere aussieht, mit dem etwas eigenen, nußartigen Geschmack gewöhnt, möchten Sie es nicht mehr missen.

Saurer Wurst, Rindfleisch und Sulz, Blattsalaten, Kraut- und Kartoffelsalat, Eierspeise und vielen anderen Gerichten verleiht Kürbiskernöl eine besondere Note. Auch die Kürbiskerne werden in der Küche verwendet. Am einfachsten ist es, sie mit etwas Salz zu rösten und als Knabberei zu servieren.

Wie ich gehört habe, sind Kürbiskerne und -öl gerade dabei, die gesamte europäische Gastronomie sowie auch die der USA zu erobern!

Vielleicht wird dadurch auch das Wissen der Volksmedizin weitergegeben. Denn seit langem ist bekannt, daß Kürbiskerne die Muskulatur und damit die Funktion der Harnorgane stärkt. Auch bei Prostatavergrößerung sind Kürbiskerne angebracht. Zur Kur sollten Sie drei Wochen lang täglich 1–2 EL Kürbiskerne, gut gekaut, essen.

Ansonsten ab und zu zur Vorbeugung – statt anderer Naschereien!

Wacholder

Der immergrüne stachelige Wacholderbusch gibt sich recht rasch mit einem Standplatz zufrieden. Er ist überdies an Waldrändern, in Moor- und Heideland, aber auch im Gebirge anzutreffen.

Wacholder zählt zu den ältesten Gewürz- und Heilpflanzen; darüber hinaus ist er aus dem Brauchtum nicht wegzudenken.

Wenn im Weihnachtsfestkreis in den Rauhnächten geräuchert wird, darf Wacholder nicht fehlen. Werden am Palmsonntag die „Palmbuschen" zur Weihe gebracht, sind, in meiner Heimat, auch in jedem Palmbuschen Wacholderzweige mit eingebunden. Und bei dem von mir bereits beschriebenen „Sonnwendbusch'n" ist ebenfalls ein Wacholderzweiglein dabei.

In der Volksmedizin hat der Wacholder zu Recht nach wie vor seinen Stellenwert: Schon im Frühling, wenn er sich mit frischen Triebspitzen schmückt, sollten Sie etliche davon in Schnaps ansetzen. Haben Sie zu fett oder zu viel gegessen oder befällt Sie Übelkeit – ein kleiner Schluck Wacholderauszug wird Abhilfe schaffen. Entweder, der Magen beruhigt sich, oder es kommt zum Erbrechen – und damit hat sich der Magen von den Störenfrieden befreit.

Im Herbst werden die blauen Wacholderbeeren geerntet. Aber das ist eine mühevolle, stachelige Arbeit. Bequemer ist es, einem Gewürzregal der Lebensmittelgeschäfte oder Drogerien Wacholderbeeren zu entnehmen.

So gesund Wacholderbeeren auch sind: Nierenleidende und Schwangere sollten vorsichtig sein und nur nach Absprache mit dem Arzt damit umgehen.

Eine bekannte Wacholderkur geht dahin, mit 1 Beere pro Tag zu beginnen, jeden Tag eine weitere bis zum 10. Tag 10 Beeren, den Tag über verteilt, gut kauen und essen. Dann wieder reduzierend zurück bis zum letzten Tag mit 1 Beere. Das stärkt unseren Körperhaushalt und die Bauchspeicheldrüse, belebt den Stoffwechsel und wirkt blutreinigend. Über die Nieren wird vermehrt Harn ausgeschieden, und so werden auch die Nieren- und Harnwege gereinigt. In Grippezeiten sollten Sie vorbeugend 2–3 Wacholderbeeren täglich fein zerkaut zu sich nehmen. Auch bei Sodbrennen können 2–3 Beeren, gut gekaut und eingespeichelt, hilfreich sein.

Wacholder

☕ Wer Wacholderbeeren schlecht verträgt (das macht sich durch Aufstoßen bemerkbar), kann aus $^1/_2$ TL zerkleinerter Beeren einen Tee zubereiten. Kochend brühen, zugedeckt ziehen lassen und lauwarm in kleinen Schlucken trinken.

🍴 Auch in der Küche dürfen Wacholderbeeren als Gewürz nicht fehlen. Was wären Wildgerichte ohne sie? In Beizen, Saucen und, nach Familienrezept, selbst in die Rindsuppe gebe ich Wacholderbeeren. Zum Sauerkraut gehören, wie schon erwähnt, ebenfalls Wacholderbeeren, aber nicht nur beim Einschneiden, sondern auch bei dessen Zubereitung.

Heublumen

Kennen Sie diesen unvergleichbaren Sommerduft, wenn bei herrlichem Wetter Heu oder Grummet (die zweite Sommermahd) eingebracht werden? Das erste Sommerheu kommt in den sogenannten Heustock, und auf der zweiten Etage wird das Grummet gelagert, freilich nur mehr bei Hobby- und Kleinbauern. Bei größeren Bewirtschaftungsflächen ist heutzutage der Einsatz von Scheibenmähwerk über Ladewagen und Gebläse unerläßlich.
Das Produkt „Heublumen", die ja an sich keine Blumen sind, sondern verschiedenste Blumenstände, Samen, feine Blatt- und Blütenteile der Wiesen- und Heilpflanzen, bleibt freilich nur durch überwiegend händische Ernte erhalten. Sobald die Trockenfutterzeit beginnt, werden Sommerheu und Grummet gemischt. Das nun gemischte Heu wird zu den Futterraufen oder -plätzen gebracht. Die kleinen Pflanzenteile, die weder mit einer Heugabel noch mit einem Greifer faßbar sind, bleiben liegen. Das sind dann die hochwirksamen Heublumen.

Falls Sie keinen Bauern darum bitten können, sind sie abgepackt im Fachhandel erhältlich.

Von der volksmedizinischen Anwendung her ist Inhalieren bei allen Erkältungsbeschwerden die bekannteste. Etwa 2 Hände voll Heublumen werden in gut 1 l Wasser aufgekocht. Um die Wirkung zu verstärken, können Sie etwas Salz zugeben und dann den sich bildenden Dampf inhalieren.
Bei Neben- und Stirnhöhlenkatarrh sind feuchtwarme Heublumenkompressen recht akzeptable Helfer. Sie bereiten ein Frotteehandtuch als Unterlage, ein altes Küchenhandtuch oder ein altes Geschirrtuch (denn es kann braune Flecken geben) gewärmt vor. Dann kochen Sie eine gute Handvoll Heublumen in wenig Wasser kurz auf, seihen ab, drücken die Flüssigkeit mit einem Löffel möglichst aus und geben nun die heißen, feuchten Heublumen auf das zur richtigen Breite (Wange oder Stirn) gelegte Tuch. Dann decken Sie mit den anderen Tüchern entsprechend ab und legen den Kopf auf das warme „Kissen". Es sollte nicht zu heiß sein – mit den Tüchern können Sie dies gut regulieren.

Heublumen

Bei Gelenkschmerzen, Ischias, Rheuma, Hexenschuß, Nierenschmerzen und Hautunreinheiten sind Heublumenbäder immer gut anwendbar. Auch Pfarrer Kneipp hat die Wirksamkeit der Heublumenbäder sehr geschätzt.

Zum Heublumenbad übergießen Sie ca. 250–300 g Heublumen mit kaltem Wasser, bringen alles langsam zum Kochen, nehmen den Topf vom Feuer und lassen zugedeckt ca. 15 Minuten ziehen. Diesen Auszug setzen Sie durchgesiebt einem Vollbad bei, welches etwa 36–38° C haben sollte. Nach einer Badedauer von höchstens 20 Minuten mit einem kühlen bis kalten Waschlappen abwischen und mindestens 30 Minuten im Bett nachruhen und „ausdampfen".

Wenn Sie Fußschweiß haben, sind Fußbäder mit Heublumenauszug ebenfalls angebracht.

Trockene Heublumen, in ein kleineres Kopfkissen gefüllt, auf der Heizung oder am Kachelofen angewärmt (es beginnt herrlich zu duften) auf schmerzende Gelenke, bei Kreuzschmerzen, Rheumaschmerzen aufgelegt, schaffen oft Erleichterung.

Abgesehen davon müssen Sie ja nicht unbedingt leidend sein, wenn Sie sich auf ein duftendes Kräuterkissen legen und damit etwas Sommergeruch ins Zimmer holen!

Schafwolle

Gott sei Dank weiden noch auf vielen Almen Schafe. Auch unsere Schafe sind bei der großen Herde, die alljährlich „aufgetrieben" wird, dabei. Meist von Juni bis September werden sie von einem Schäfer betreut und kommen mit einem schönen, sauberen Fellkleid wieder heim. Dann wird geschoren, und die Wolle wartet auf ihre Verarbeitung.

Viele Bäuerinnen und kreative Frauen sind in den letzten Jahren darangegangen, aus dieser reinen Naturwolle ganz ausgezeichnete Produkte herzustellen: handgesponnene Wolle zum Stricken und Weben; Haus- und Hüttenschuhe werden gehäkelt, gestrickt oder gewalkt; gewalkte Lodenstücke, Steppdecken und Unterbetten aus bestem Naturwollvlies usw. werden hergestellt. Für mich persönlich ist nichts so warm und hat so angenehme Trageigenschaften wie die ohne jegliche Chemie behandelte Schafwolle.
Nichts wärmt kalte Füße besser als echte Schafwollsocken!

Daß Schafwolle auch in der Volksmedizin Verwendung findet, wird nur wenigen bekannt sein.
Man nehme saubere, völlig ungewaschene Schafwolle und zupfe eine Auflage zurecht, die bei Gelenk- und Nervenentzündung, Rheuma und Gicht, Schmerzen im Bewegungsapparat aufgelegt wird.
Die ungewaschene Wolle enthält das wertvolle Wollfett Lanolin, die Naturfaser hält gleichmäßig Wäme, und eine sanfte Reibung an der Haut hilft so die Schmerzen zu lindern. Die Wollauflage sollte mit einem Tuch oder einer Binde direkt auf der Haut fixiert werden und etliche Tage und auch Nächte darauf bleiben.
So Sie unter Arthroseschmerzen leiden, sollten Sie einmal versuchen, auf einem gegerbten Schaffell zu schlafen!

Bienenhonig

Schon bei diesem Wort allein werden Ihnen wohl viele schöne Dinge einfallen: süße Schlemmereien, sonnige, warme Tage, bunte Wiesen, blühende Bäume und gleichförmiges Gesumm, duftende Blumen, ja – und vielleicht auch eine Begegnung der unliebsamen Art! Aber die Biene sticht nur in Bedrängnis. Auf jeden Fall trägt sie zu Recht den Status der „fleißigen Biene".
Um 1 kg Honig zu erzeugen, müssen unsere guten Immen ca. 14,000.000 Blüten besuchen! Sie sammeln den von den Pflanzen gespendeten Nektar und Honigtau, reichern sie mit körpereigenen Fermenten an und lagern dann den so produzierten Honig in Waben. Auch diese werden von den Bienen mit aus körpereigenen Wachsdrüsen erzeugtem Bienenwachs produziert.

Nicht nur den fleißigen Bienen, sondern auch den verantwortungsbewußten Imkern haben wir dann das hochwertige Produkt – den Honig – zu verdanken. Seit urdenklichen Zeiten gilt er als gesunder Süßstoffspender und besonderes Kräftigungsmittel. Bienenhonig besteht aus etwa:

31 %	Traubenzucker	10 %	Mehrfachzucker und
39 %	Fruchtzucker	20 %	Wasser

Außerdem enthält er wertvolle Vitamine, Säuren, Mineralien, Aminosäuren, Hormone, Inhibine (bakterienhemmende Substanzen) und Duftstoffe. Ja, es ist schon erstaunlich, was so eine Biene produziert!

Daß man mit Honig viele Dinge süßen kann, ist wohl bekannt. Honig als gesunder Brotaufstrich ebenfalls. Honigmilch zur Kräftigung, Beruhigung und als Schlafhilfe wird auch oft angewendet.

In der Volksmedizin wird Honig zur Unterstützung der Leberfunktion angeraten; er ist ein wichtiger Bestandteil jeder Leberdiät.
Zur Stärkung der körpereigenen Abwehrkräfte können Sie 1 EL Honig mit 1 EL Zitronensaft abmischen und langsam „naschen".

In $1/4$ l lauwarmes Wasser 1 TL Honig und 1 TL Apfelessig eingerührt, tut unserem Stoffwechsel gut, und wenn Sie dieses Getränk etwa eine halbe Stunde vor dem Zubettgehen trinken, fördert dies einen besseren Schlaf. – Außerdem ist Honig entzündungshemmend.
Dieses köstliche, gesunde Naturprodukt sollte in keinem Haushalt fehlen!

Milch

Kuhmilch

Wenn es um Gesundheit und gesunde Ernährung geht, darf die Milch nicht fehlen.
Zweifelsohne ist allgemein bekannt, daß eine Tasse Milche unserem Körper wertvolle Stoffe zuführt. Vor allem für den Knochenaufbau und die Darmflora sind Milch und Milchprodukte wichtig.
Aber eines sollte man dabei nicht vergessen: Milch ist ein kalorienreiches Nahrungsmittel. Sauermilch und Joghurt sollten oft eine Zwischenmahlzeit bilden, und wenn ich an den Sommer denke: Joghurt ist eine gute, kühlende Soforthilfe bei Sonnenbrand!
Haben Sie schlechte Leberwerte, Gelbsucht oder sonstige Leberprobleme? Frische Buttermilch vom Bauern hilft hervorragend. Schon in alten Zeiten sagte man:

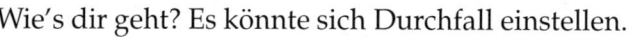

*„Buttermilch her vom Kübel, ist für neun Übel,
wenn sie jedoch steht, schau, wie's dir geht!"*

Wie's dir geht? Es könnte sich Durchfall einstellen...

Ziegenmilch

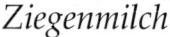

Etliche Jahre hindurch wurde Ziegenmilch ein wenig abwertend beurteilt, obwohl zum Beispiel in Frankreich schon lange hervorragender Ziegenkäse produziert wird. Aber allmählich hat sich der Stellenwert der Ziegenmilch geändert, und die Medizin fand heraus, daß sie wertvoller ist als Kuhmilch.
Ziegenmilch ist deutlich basenüberschüssig und daher besonders empfehlenswert. Sie ist auch kalkreicher als Kuhmilch und für Kinder im Wachstumsalter besonders wichtig. Auch ist bekannt, daß Kinder mit Kuhmilchallergie Ziegenmilch durchaus vertragen und daß sie bei Neurodermitis nach Ziegenmilchkonsum deutliche Besserungen aufwiesen.
Auch werden der Ziegenmilch tumorhemmende Wirkstoffe zugerechnet, und sie wird als Unterstützung bei der Krebstherapie angewendet.

Jetzt bin ich richtig stolz auf „Bizi", „Lilli" und „Moidi". Das sind meine drei Ziegen!

Milch

Topfen (Quark)

Unser guter Topfen als Milchprodukt zählt ebenfalls zu den volksmedizinischen Hilfsmitteln.

Bekannter freilich ist er in der Küche, als Kräutertopfen, als Liptauer, zu verschiedenen sonstigen Aufstrichen, als Topfenknödel, Topfen-Obstknödel, Topfenkuchen, Topfenstrudel, Topfentorte und viele Topfen-Kleinmehlspeisen, Topfencreme, Topfenauflauf, Topfenpalatschinken und noch vieles mehr!

Fast ganz in Vergessenheit geraten ist Topfenhaluska. Hier ein schnelles Gericht aus meinem Kochbuch:

Teigwaren, am besten Fleckerln, werden in Salzwasser bißfest gekocht und abgeseiht. Etwas Fett in eine Pfanne geben, heiß werden lassen und die Fleckerln dazugeben. Dann kommen möglichst trockener, passierter Topfen und etwas Sauerrahm dazu, mit ein wenig Salz nachwürzen und gut vermischen. Zuletzt mit kleingeschnittenem, geröstetem Speck bestreuen. Dazu schmeckt jeder Salat!

In der Volksmedizin wurde Topfen schon immer als Auflage bei entzündlichen Erkrankungen – Hals- und Mandelentzündung, Gelenkentzündungen, Sehnenscheidenentzündung usw. – verwendet. Den feuchten Topfen auf ein Tuch gelegt, und diese Packung wird auf die schmerzende Stelle als Auflage gebunden. Der Topfen trocknet nach einiger Zeit aus und wird wieder erneuert. Aber bitte nicht bei entzündeten, offenen Wunden anwenden! Auch bei Drüsenschwellung und Talgdrüsenverhärtung können Topfenwickel helfen.

Magertopfen ist bei jeder Leberdiät empfehlenswert. Er kann mit Honig und einem Eidotter süß oder mit verschiedenen Kräutern pikant zubereitet werden.

Molke

Wie allgemein bekannt, wird Topfen aus saurer Milch erzeugt. Und wenn er sich gebildet hat und von der Flüssigkeit getrennt wird, bleibt die Molke übrig. Diese gelbgrünliche Naturmolke ist ein ausgezeichnetes, kühles Sommergetränk.

Molke ist völlig fettfrei und enthält dennoch eine Menge gesunder Spurenelemente und Mineralien.

Außerdem kann man sie zu einem ganz hervorragenden Schönheitsbad nützen. In ein Vollbad einen Kübel Molke gemischt und darin gebadet – Sie werden staunen, wie weich und geschmeidig Ihre Haut wird!

Wasser

Wasser ist zweifelsohne eines unserer wichtigsten Lebenselemente. Um so unverständlicher, daß man angesichts einer drohenden weltweiten Wasserverknappung so sorglos damit umgeht!

So Sie gutes Trinkwasser zur Verfügung haben – Wasser ist das natürlichste und beste Getränk! Sollten Sie überwiegend Mineralwasser trinken, bitte wechseln Sie die Sorten von Zeit zu Zeit und bedenken Sie, daß Mineralwasser in unserem Körper ein Säurebildner ist.

Es ist wohl bekannt, daß wir Menschen eher verdursten denn verhungern. Daher sollten wir täglich mindestens 2 l Flüssigkeit zu uns nehmen. Aber oft meldet sich kein Durstgefühl, und dann nehmen wir zuwenig Flüssigkeit auf. Daher wäre es angebracht, eine Kanne Kräuter- oder Früchtetee, wenn möglich ungesüßt, hinzustellen und auch ohne Durst zu trinken. Zuwenig Flüssigkeitszufuhr kann Grund für niedrigen Blutdruck sein!
Ein Glas lauwarmes Wasser auf nüchternen Magen regt die Verdauung an. Wollen Sie die Wirkung verstärken, rühren Sie 1 TL Bittersalz dazu.
Ein Glas Wasser, vor dem Essen getrunken, bremst unser Hungergefühl ein wenig ein und verhilft somit zu einer schlanken Linie.

Pfarrer Kneipp hat Wasser äußerst erfolgreich angewendet, und seine Lehren haben nichts an Aktualität eingebüßt. Ich selbst stärke meine Abwehrkräfte mit morgendlichen kalten Beingüssen in der Badewanne:
Sobald ich wach werde, gehe ich ins Bad, stelle mich in die Wanne und nehme den Brauseschlauch. Dann drehe ich das kalte Wasser gerade so auf, daß ein ganzer Strahl entsteht. Nun beginne ich an der rechten Fußaußenseite, führe den Strahl nach oben zum Oberschenkel, mache eine Schleife und führe an der Beininnenseite den Strahl zur Fußinnenseite zurück, 3–4mal, dann kommt das linke Bein dran. Ich wechsle dann noch einmal, und wenn ein angenehm prickelndes Gefühl auf der Haut entsteht, wird Schluß gemacht. Die Beine nur mit einem Handtuch abgetupft, warme Socken angezogen, und schnell noch einmal ins warme Bett. In ganz kurzer Zeit sind die Beine warm. Der Kreislauf

Wasser

ist angeregt, und mit Wasser und ein wenig Zeit kann ein neuer Tag gut beginnen.
Sie können sich auch allmählich an das kalte Wasser gewöhnen, beginnen mit einem lauwarmen Wasserstrahl und gehen später zu kalt über. – Noch einfacher sind Armbäder, wenn man auch wieder rechts den Arm ins kühle oder kalte Wasser taucht und ihn einige Male wieder herausnimmt, dann den linken Arm.
Bei all diesen Wasseranwendungen sollte der Körper immer gut warm sein, ehe man damit anfängt.
Bei Wechselbeschwerden mit starken Wallungen sind diese einfachen Wassergüsse eine gute Hilfe.

Mit der Brunnenkresse, die an Bächlein mit sauberem Wasser zu finden ist, habe ich die Aufzeichnung der hilfreichen Mittel aus der Volksmedizin begonnen. Mit dem so wichtigen Element „Wasser" schließt sich nun der Kreis, der einigermaßen dem Jahresablauf angepaßt war.
Bei der Lektüre meiner Aufzeichnungen ist Ihnen gewiß Bekanntes, Vergessenes und vielleicht auch Neues begegnet. Alles kommt aus der überlieferten Volksmedizin und Volkskultur. Viele Menschen haben mich ermutigt, dies auch aufzuschreiben, nachdem ich bislang nur davon gesprochen habe. Aber bitte bedenken Sie – obwohl ich eine in der Volksmedizin praktizierende Mutter und Oma bin, bleibe ich doch ein Laie!
Ich habe versucht, mit einfachen Worten niederzuschreiben, wozu mir die Zeit reicht, Ihnen mitzuteilen, was Sie sammeln und bei Bedarf anwenden sollten. Von einem Gesundheitsapostel bin ich weit entfernt, aber einigermaßen vernünftig zu leben und doch die vielen heilkräftigen Geschenke der Natur im Alltag zu nutzen – das tue ich schon seit langem und sehr oft mit Erfolg. Was ich in die Tat umsetzen kann, so überlege ich mir, sollte auch bei anderen Menschen möglich sein. So will ich mir wünschen, daß Sie aus meinen Aufzeichnungen Nutzen ziehen und mit Ihrer Hilfe die Volksmedizin nicht nur in Büchern, sondern auch in der Praxis weiterhin lebendig bleibt.
Mit einem sehr wahren Spruch möchte ich mich von Ihnen verabschieden:

„Gesundheit ist nicht alles, aber alles ist nichts ohne Gesundheit!"

Und daß Ihnen die Gesundheit erhalten bleibt, wünscht Ihnen die Altausseer Kräutlerin

Hanni Reichenvater

Heilkraut Heilmittel	Atemwegserkrankung, Husten	Augen	Blutdruck und Cholesterin	Blutbildung und -reinigung	Drüsen, Bauchspeicheldrüse	Entzündungen	Fieber, Verkühlung, Grippe	Frauenleiden	Gicht und Rheuma	Haut	Herz und Kreislauf	Immunstärkend	Krämpfe	Leber und Galle	Magen, Darm, Verdauung	Niere und Harnwege	Schlaf und Nerven	Schmerzen	Stoffwechsel	Venen und Hämorrhoiden	Verstauchung, Schwellung, Prellung	Warzen, Motten	Wundheilung und -reinigung
Anwendung und Wirkung bei/auf																							
Apfel(essig)			■				■								■				■				
Arnika						■				■	■									■	■		■
Augentrost		■																					
Bärlapp									■					■		■							
Bärlauch			■												■				■				
Baldrian													■				■						
Basilikum															■		■						
Beinwell										■											■		■
Bibernelle	■						■																
Birke				■					■							■			■				
Bohnenkraut							■								■								
Borretsch				■							■						■						
Brennessel				■					■							■			■				
Brombeere						■									■								
Brunnenkresse				■															■				
Dille															■		■						
Ehrenpreis				■						■									■				■
Farn (Wurm-, Adler-)									■						■	■							
Fichte	■								■														■
Fenchel	■														■		■						
Frauenmantel								■							■								■
Gundelrebe				■										■					■				
Heckenrose	■											■											
Heidelbeere		■					■								■								
Heublumen									■	■								■					
Himbeere							■	■							■								
Hirtentäschel								■													■		
Holunder	■						■												■				
Honig	■											■											■
Huflattich	■									■													
Johanniskraut	■							■									■						■
Kamille	■					■							■		■								■
Karotte		■													■								
Knoblauch			■								■	■			■	■							

Heilkraut Heilmittel	Atemwegserkrankung, Husten	Augen	Blutdruck und Cholesterin	Blutbildung und -reinigung	Drüsen, Bauchspeicheldrüse	Entzündungen	Fieber, Verkühlung, Grippe	Frauenleiden	Gicht und Rheuma	Haut	Herz und Kreislauf	Immunstärkend	Krämpfe	Leber und Galle	Magen, Darm, Verdauung	Niere und Harnwege	Schlaf und Nerven	Schmerzen	Stoffwechsel	Venen und Hämorrhoiden	Verstauchung, Schwellung, Prellung	Warzen, Motten	Wundheilung und -reinigung
Kohl																		X					
Kren						X										X							
Kürbiskerne																X							
Lavendel										X							X						X
Linde							X																
Löwenzahn				X										X					X				
Majoran															X								
Malve	X					X																	
Milch, Molke, Topfen										X									X				
Mistel			X								X												
Pfefferminze													X	X	X								
Ringelblume						X				X													X
Rote Rübe				X								X											
Salbei	X						X							X	X			X					
Schafgarbe						X		X						X	X								
Schafwolle																					X		
Schöllkraut																						X	
Sellerie									X														
Spitzwegerich	X																						X
Steinklee																				X			
Taubnessel								X															
Thymian	X												X										
Wacholder									X						X	X			X				
Walnuß					X				X														
Wasser																							
Weidenröschen																X							
Weißdorn											X												
Weißkraut															X								
Zitronenmelisse													X				X						
Zinnkraut										X						X							
Zwetschke															X								
Zwiebel	X										X											X	

127